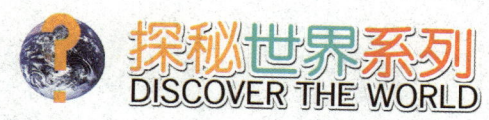

探秘世界系列
DISCOVER THE WORLD

神奇人体之谜

主编／李瑞宏　　副主编／郭寄良

编著／高凡　陆源　绘／米家文化

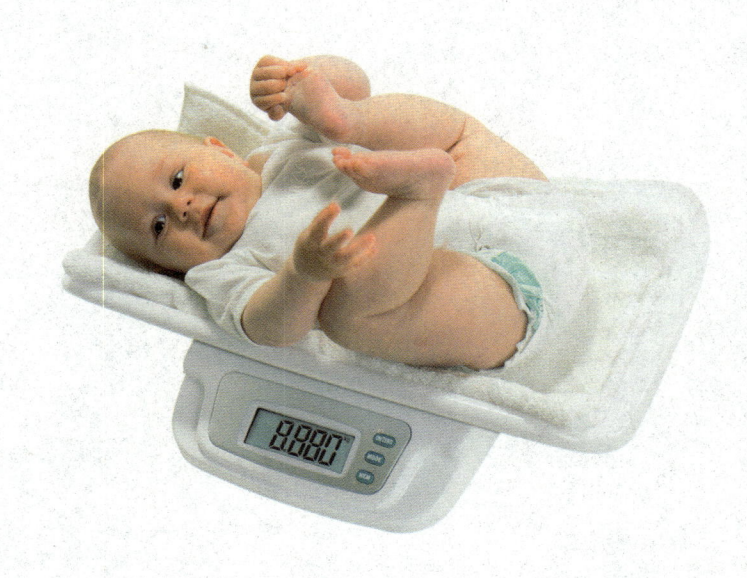

浙江教育出版社·杭州

推荐序

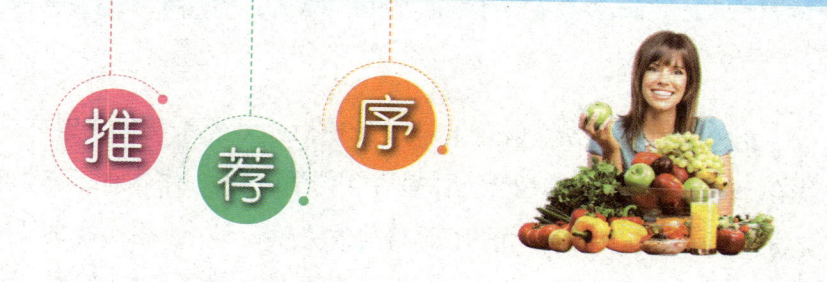

随着人类文明的不断进步，现代的社会生活中到处都是科学技术的应用成果。人们的衣食住行，未来社会的发展，每一样都离不开科学技术的支撑。

我们乐观地期待着更加美好的未来，也看到未来事业的发展存在着新的、更多的挑战。少年儿童是未来的希望，毫无疑问，谁对他们的培养、教育取得了成功，谁就将赢得未来。

探知人自身以及外部世界的奥秘是人类文明的起点，也是少年儿童的天性。为了提高少年儿童的科学文化素质，适应他们课外阅读的需要，"探秘世界系列"丛书收录宇宙万物中玄奥的科学原理，探究人体内部精微组织与奇妙构造，揭秘动植物界鲜为人知的语言、情绪等行为，介绍最新奇的科技产品和科学技术，再现波澜壮阔的恐龙时代……包括梦幻宇宙、玄妙地球、奇趣动物、奇异植物、新奇科技、神奇人体、神秘恐龙7个主题，是一套全力为少年儿童打造的认识世界的科普读物。

本套丛书从科学的角度出发，以深入浅出的语言、神奇生动的画面将其中的奥秘娓娓道来，多角度地向少年儿童展示神奇世界的无穷奥秘，引领少年儿童进入一个生机勃勃、变幻无穷、具有无限魅力的科学世界，让他们在惊奇与感叹中完成一次次探索并发现世界奥秘的神奇之旅，让他们逐渐领悟其中的奥秘、感受探索与发现的无穷乐趣。

此外，本套丛书特别注重科学知识、人文素养及现代审美观的有机结合，3000多幅精美的图片立体呈现了科学的奥秘，书末的"脑力大激荡"充分检验孩子们的阅读能力，而精美的装帧设计，新颖有趣的版式，富有真善美相融合的内涵，使本套丛书变得更加生动、活泼、好看。希望本套丛书能够成为少年儿童亲近科学、热爱科学和学习科学必不可少的科普读物。

"芳林新叶催陈叶，流水前波让后波。"相信阅读"探秘世界系列"丛书的小读者们一定会从中获得更多的新感受、新见解。未来的社会主要是人才的竞争，未来的世界等着你们去创造，去发现，你们一定能成为未来社会的精英，成为推动世界科学技术发展的强劲后波。

中国自然科学博物馆协会理事长
清华大学博士生导师 **徐善衍教授**

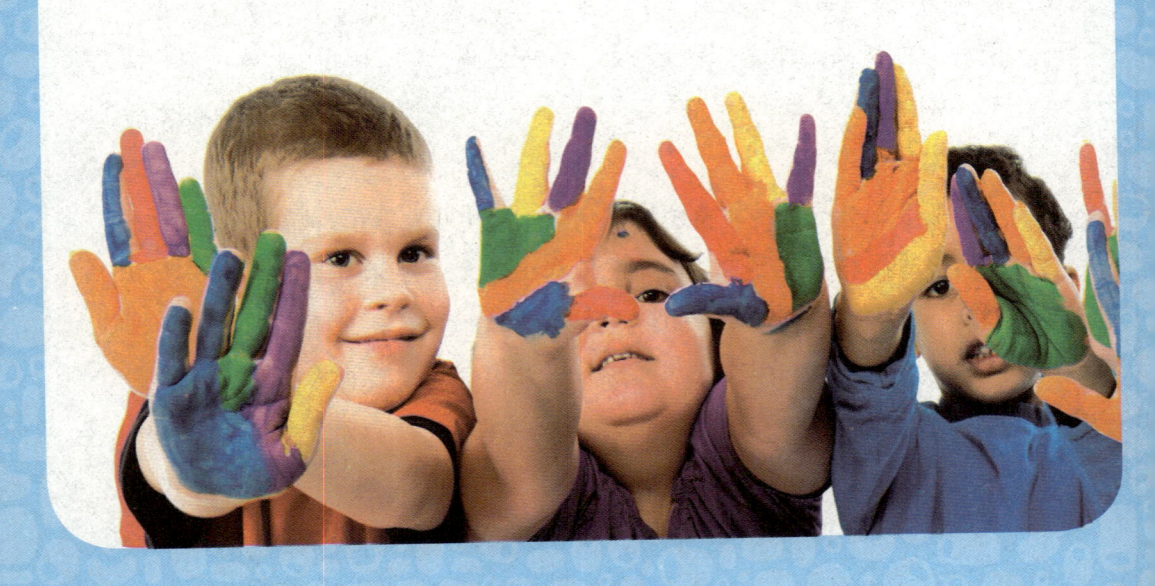

目 录
Contents

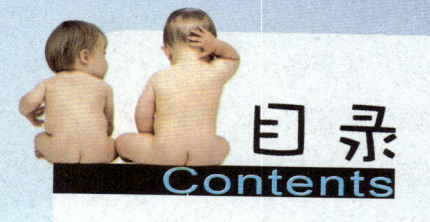

人体的司令部——脑/2

大脑的高速互联网——神经系统/6

受伤心灵的药膏——睡眠/10

令人困惑的梦/14

忍不住的哈欠/18

人体脚手架——骨骼/22

忽高忽矮的身高/26

人体的引擎——肌肉/30

身体的软猬甲——皮肤/34

哇！汗毛竖起来了/38

三千烦恼丝的秘密/42

勤奋工作的血泵——心脏/46

奔腾的生命之水——血液/50

神奇的血液编码——血型/54

人人都离不开呼吸/58

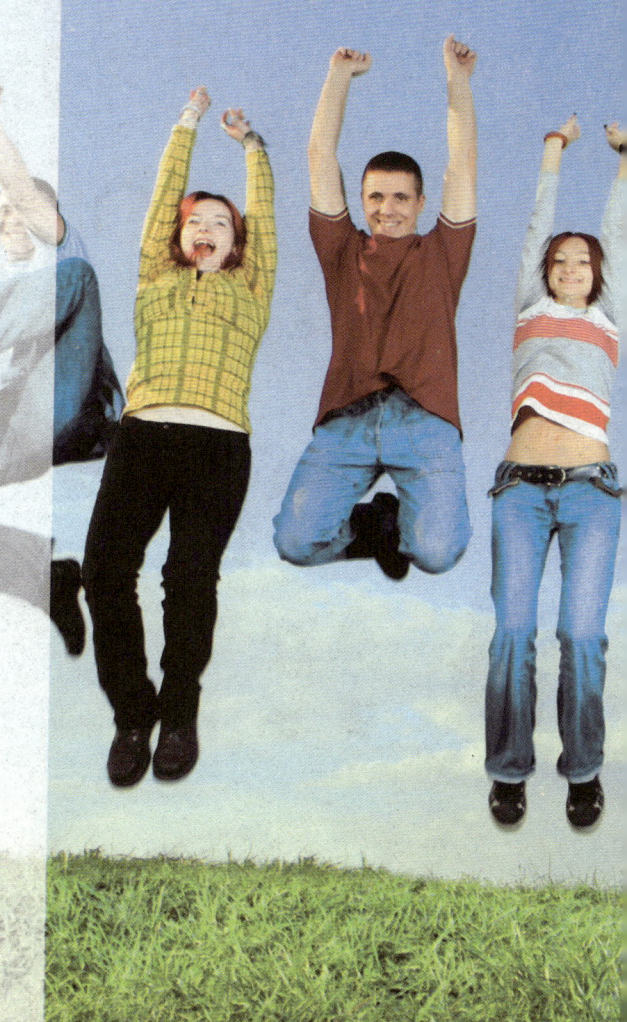

超级照相机——眼睛/62

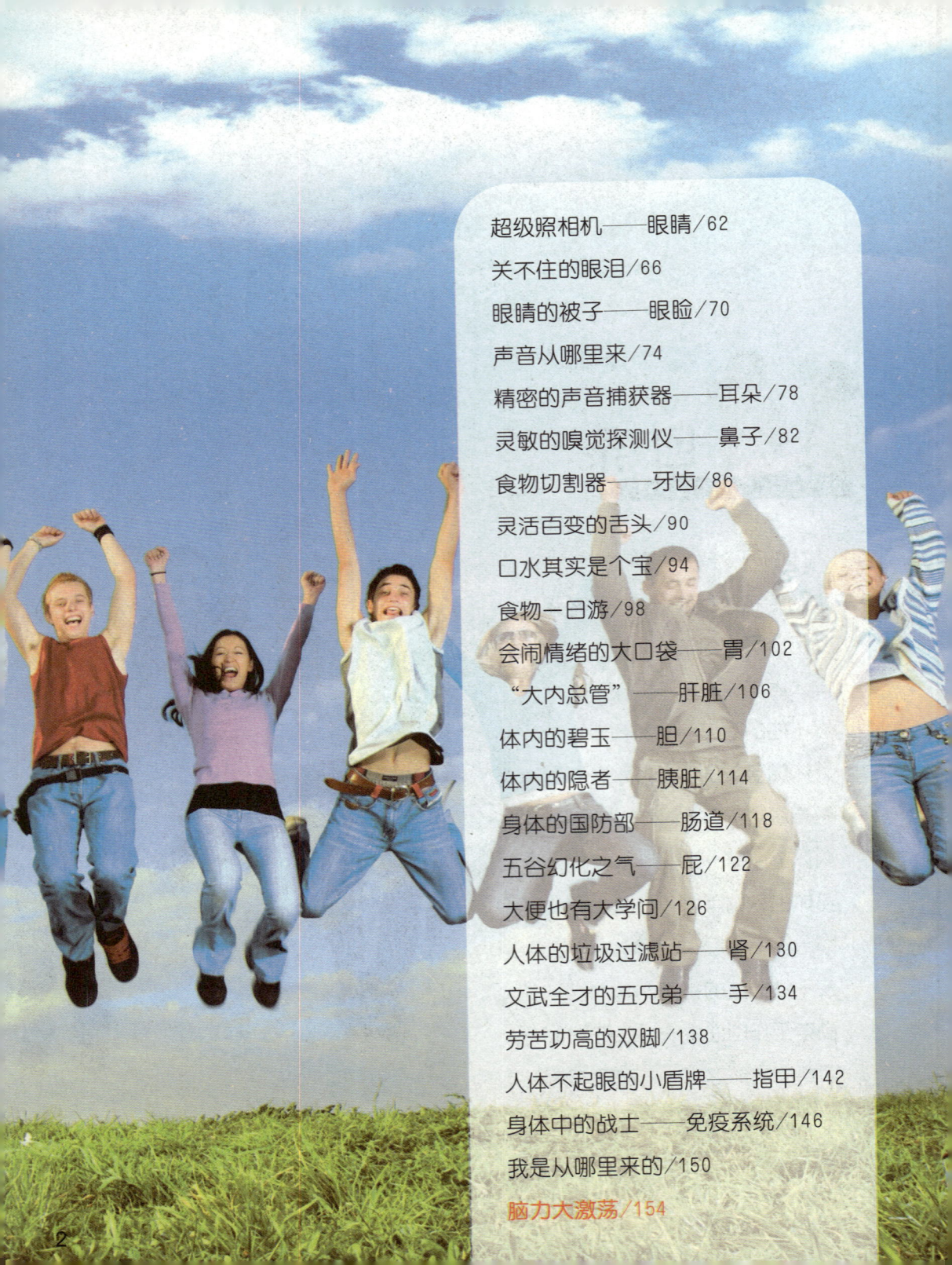

关不住的眼泪/66

眼睛的被子——眼睑/70

声音从哪里来/74

精密的声音捕获器——耳朵/78

灵敏的嗅觉探测仪——鼻子/82

食物切割器——牙齿/86

灵活百变的舌头/90

口水其实是个宝/94

食物一日游/98

会闹情绪的大口袋——胃/102

"大内总管"——肝脏/106

体内的碧玉——胆/110

体内的隐者——胰脏/114

身体的国防部——肠道/118

五谷幻化之气——屁/122

大便也有大学问/126

人体的垃圾过滤站——肾/130

文武全才的五兄弟——手/134

劳苦功高的双脚/138

人体不起眼的小盾牌——指甲/142

身体中的战士——免疫系统/146

我是从哪里来的/150

脑力大激荡/154

探秘世界之旅
现在开启

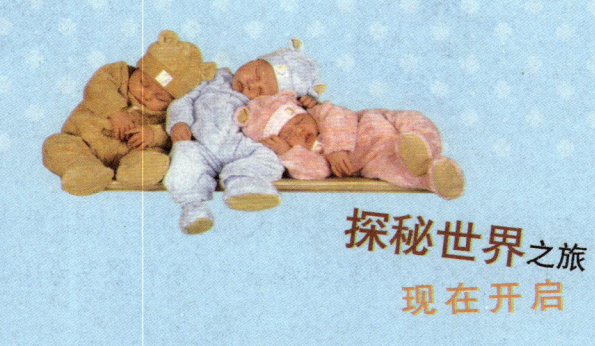

人体的司令部
——脑

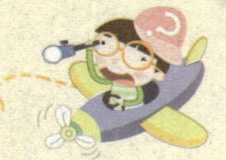

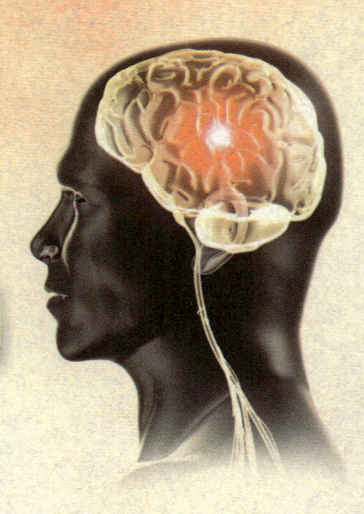

我们给自己挠痒痒的,会忍不住笑吗?

不用羡慕电脑的超大容量,因为人类的大脑拥有比电脑更大的存储空间。一个成年人的大脑储存信息的容量相当于1万个藏书为1000万册的图书馆。

脑是人体的最高司令部

人脑有三大控制室:大脑、小脑和脑干。大脑占脑的80%,能控制人体的各个部位,主管人的记忆、思维、行动及各种感觉等,相当于"人体司令部"。小脑则负责身体的平衡和肌肉紧张的调节以及协调运动的工作,是人得以自由行动的重要保障。而脑干是控制呼吸、心跳的生命中枢。

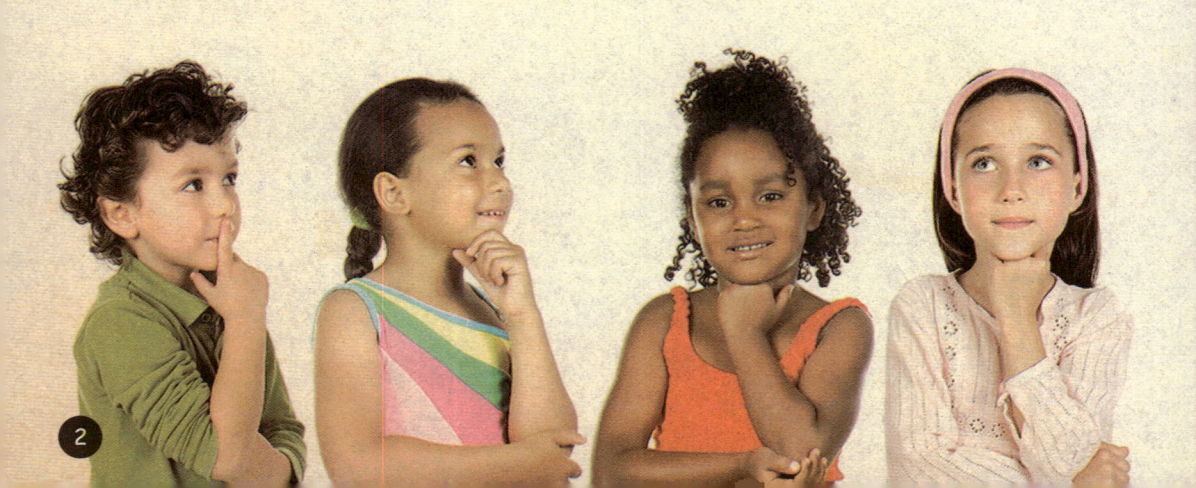

神奇人体之谜 SHENQI RENTI ZHI MI

不能再生的脑神经细胞

人脑里约有140亿个脑神经细胞,一辈子也用不完。然而,神经细胞并不像皮肤细胞那样受到损伤后可以再生。从人出生的那天起,脑神经细胞就开始不断死亡,且不能再生。过了30岁,人们平均每天会损失10~20万个脑神经细胞。而且,人们越不用脑,脑细胞死亡得越多、越快。

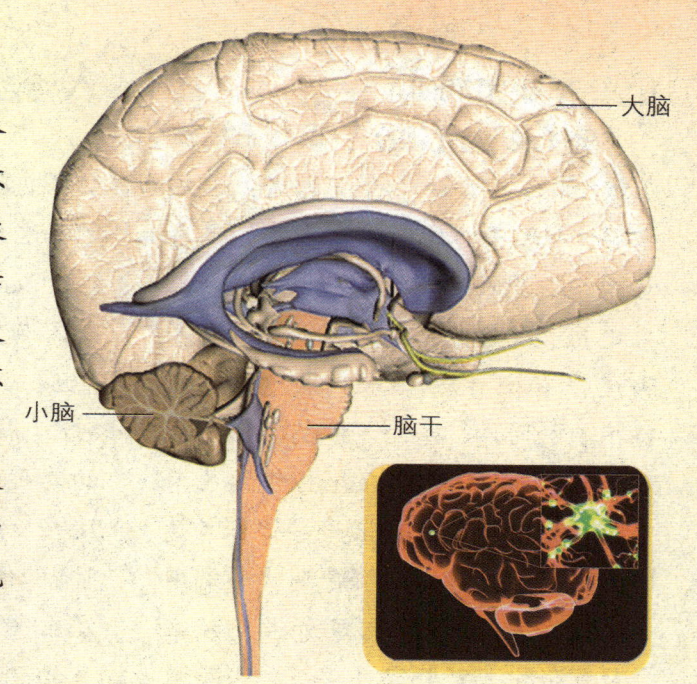

大脑

小脑 —— 脑干

头越大越聪明吗

有人说,头大的孩子比较聪明,因为头大就代表脑也大。其实这是不科学的。人的脑约重1.4千克,如果脑越大越聪明,那么世界上脑最大的动物是蓝鲸,大约重9千克。此外,非洲大象的脑大约重5千克,比人的脑重多了,可它还不如小猴子聪明呢。其实,动物是否聪明,主要取决于头和身体的比例,而不是头的大小。

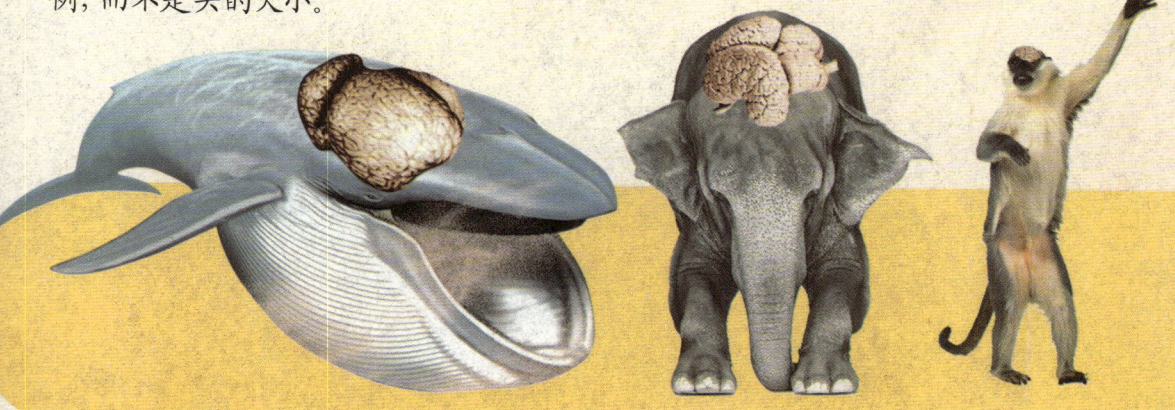

探秘世界系列
Discover the World

记忆有保质期吗

如果电脑的硬盘和操作系统都正常，那么它所储存的信息就会永远保存。人脑虽然比电脑有更大的储存空间，但是人脑不能完全永久地保存记忆。这与记忆的时效性有关。人的记忆有长有短，"长时记忆"能保持很长的时间，甚至一生的时间。"短时记忆"通常只能存在几秒钟到几个小时。我们经常会忘记一些事，这是因为大脑在处理海量信息时大多采用"短时记忆"，某个信息如果不经常复习或强化，就很容易丢失，从而被大脑遗忘，比如背英语单词。

人给自己挠痒时自己会笑吗

当别人替你挠痒痒的时候，你会不自觉地躲避或大笑。但当你自己给自己挠痒痒时，从来不会有这样的反应。这是为什么呢？原来，这是人与生俱来的一种对抗恐惧的本能反应。当人们自己给自己挠痒痒时，小脑会发出一个信号，告诉大脑的其他部分，不要对这种刺激给予反应。但是，当人们被其他人挠痒时，即便自己预先知道，小脑也不会发出警告信号，而大脑会立刻对外来的刺激作出反应，让人们感觉到痒。于是，人们马上被逗乐了。

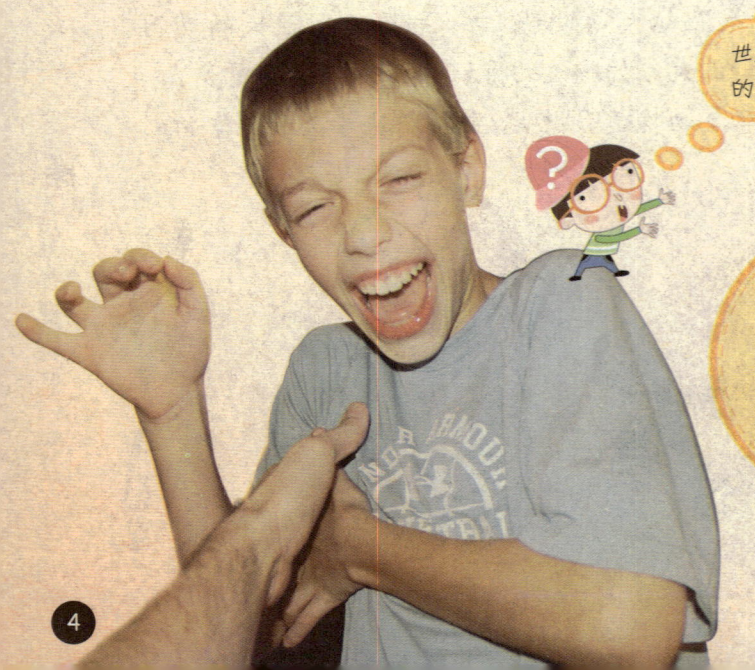

世界上记忆力最差的动物是什么？

据说是金鱼。它的记忆只有3~7秒。时间一过，每一个它曾游过的地方都成了崭新的天地，每一个它曾熟悉的朋友都成了新朋友。

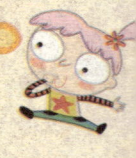

谁提醒人们该吃饭了

在大脑的下端有一颗小小的"豆粒",叫做下丘脑。在脑家族中,下丘脑可是一个相当重要的成员。当人的身体需要补充能量时,大脑会发出"血糖降低"等"情报",并涌入下丘脑,传达饥饿的感觉;紧接着,下丘脑开始传递"增加胃液以及唾液"的信息,并加速胃部的收缩与扩张,伴随着"咕咕"直叫的肚子,味觉细胞也变得特别敏感。通过这些信息,人们就知道该吃饭了。

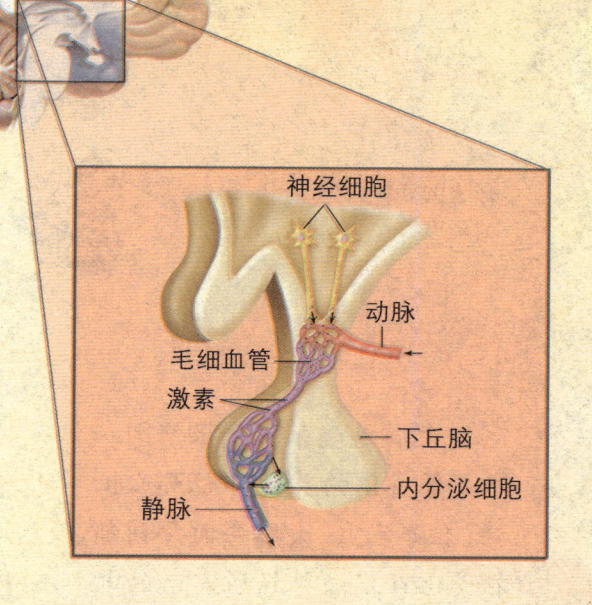

神经细胞
动脉
毛细血管
激素
下丘脑
内分泌细胞
静脉

什么是植物人

植物人是指大脑或小脑受到严重损害后处于深度昏迷状态,但脑干依然活动且维持着身体的呼吸、心跳、血压等机能的患者。植物人与脑死亡的人不同,脑死亡的人没有呼吸与心跳,心电图与脑电图都呈一条直线。

大脑会痛吗

虽然大脑是收集、分析人体所有情报的中心,但它本身没有任何感觉神经。头痛并不是大脑本身产生的痛觉,而是覆盖在周围的薄膜以及血管神经传递的感觉。

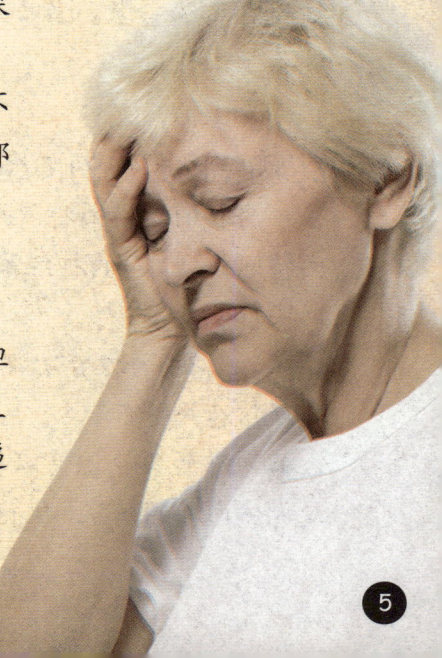

大脑的高速互联网
——神经系统

神经的传导速度有多快?

大脑看起来似乎很悠闲，并不像身体的其他部位那么忙碌。但事实上，大脑每时每刻都在与上百万根神经所发送的电力较劲。强有力的神经就像大脑的首席秘书长，协助大脑完成各项工作。

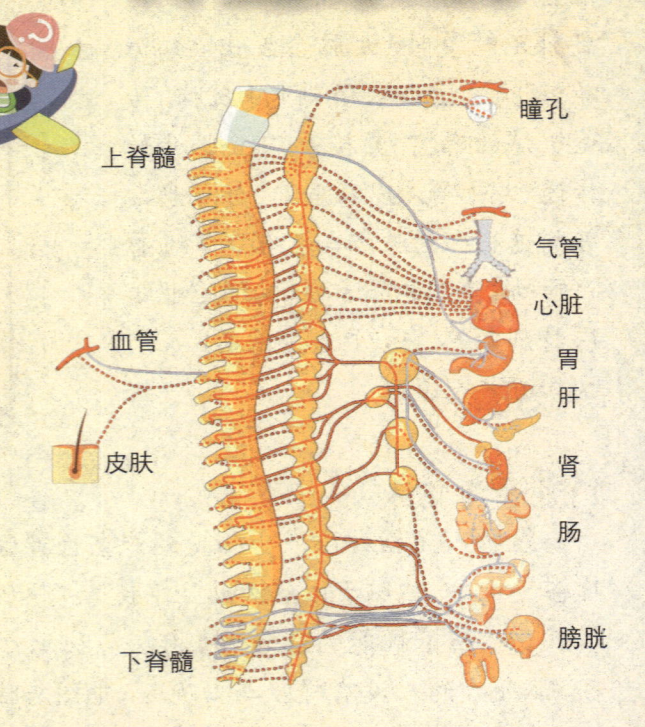

上脊髓、血管、皮肤、下脊髓、瞳孔、气管、心脏、胃、肝、肾、肠、膀胱

比因特网更快的神经系统

当我们遨游因特网时，只要点击鼠标，就能搜集到世界各地的信息。与因特网一样，人的神经系统也是一个信息的网络，而且它的工作效率比因特网快得多。

人体的一切活动都是由神经系统控制的。人脑是控制中枢，负责汇集处理信息并发布命令。大脑发出的12对神经和脊椎发出的31对神经一起，与人体内部的各个器官以及肌肉发生联系，使它们都在大脑的统一指挥下接受身体内外的情报，执行大脑的命令。

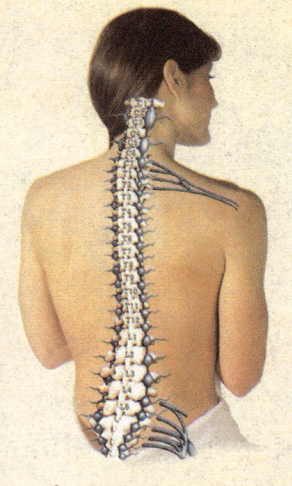

"双向车道"的脊神经

人体的31对脊神经源于脊髓。每一对脊神经中的一根神经通到身体的左侧，另一根神经则通到身体的右侧，就像双向车道的高速公路。脊神经在传导信息时也有两个方向：一个朝着中枢神经系统，一个离开中枢神经系统。每根脊神经都含有感觉神经元和运动神经元。感觉神经元将信息从身体带到中枢神经系统，运动神经元将信息从中枢神经系统带到身体。

神经电缆"跑"得有多快

神经就像电话线一样，信息在其中依靠一种微弱的电流来传递。神经传递信息的速度并不一致。有专家测定，传导速度最快的神经，如坐骨神经，每秒钟能跑100～120米；而传导速度最慢的神经，如纤细的无髓鞘神经，每秒钟只能爬0.5～2厘米。尽管各神经的传导速度相差悬殊，但是在这"嘀嗒"一声中，身体任何部位的感觉都会迅速传送到大脑司令部。

其实神经也怕冷

就像金属导电一样，神经信息的传导也受到温度的影响。也就是说，神经也比较怕冷。当气温降低时，神经传导的速度就会减慢。当气温降到0℃以下时，神经就像被冻住似的，传导信息的速度会非常迟缓。这时，人体也会跟着出现麻木的现象。

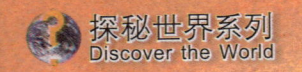

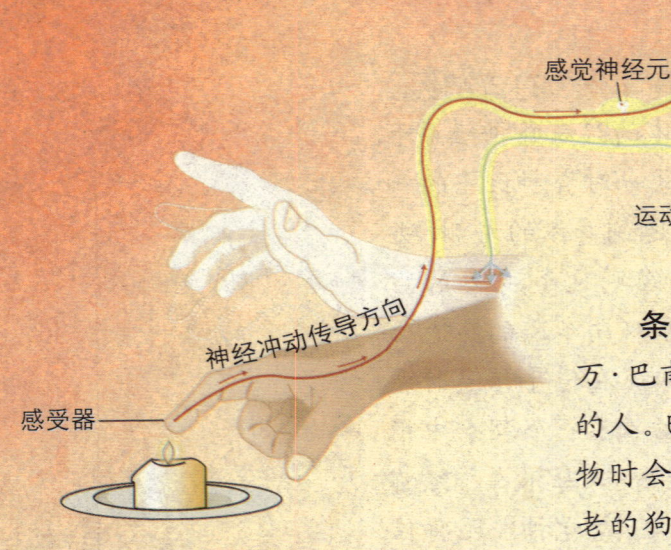

图示标注：中间神经元、感觉神经元、运动神经元、脊髓、神经冲动传导方向、感受器

不假思索的人体反射

从神经导入大脑的大部分信号是为了警告人体的各个部位正在发生的事情。但是，有些信号传导得太快了，使人们来不及反应就不假思索地采取行动，我们把这个过程称为人体反射。人体反射分为非条件反射和条件反射。

非条件反射 比如，手遇到火焰时，会迅速缩回来；有飞虫袭击眼睛时，会不自觉地眨眼等。皮锤敲打膝盖下部，小腿会不自觉地向前弹起。这些都属于非条件反射。顾名思义，非条件反射就是不需要任何条件的反射活动，是与生俱来不需要后天学习的一种"天赋"。

条件反射 俄国生理学家伊万·巴甫洛夫是最早提出条件反射的人。巴甫洛夫观察到狗在咀嚼食物时会淌口水。同时，他还发现较老的狗一看到食物就淌口水，而不必尝到食物的味道。也就是说，单是视觉就可以使狗产生分泌唾液的反应。随后，巴甫洛夫对狗做了一系列实验，他在给狗喂食的同时吹哨子。重复多次以后，狗一听到哨声就开始分泌唾液。但是，狗对各种哨声——响亮的、低沉的、清脆的……都做出同样的反应，似乎不同的哨音对它们来说没有区别。于是，实验人员采用几种不同的哨子，但是只在吹其中一个特定的哨子时才给肉吃。不久，这些狗就只对给它们带来食物的哨子声有反应了。这是一个学习、积累经验的过程。巴普洛夫把这种通过后天学习、积累经验而产生的反射状态称为条件反射。

> "望梅止渴"是非条件反射,还是条件反射?

> "望梅"之所以能"止渴",是因为人们一想到梅子就能回味起曾经尝过的酸甜的味道,从而分泌出唾液,所以属于条件反射。

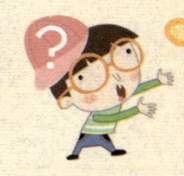

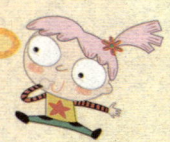

千变万化的表情

一个人的表情大致分为六种:愤怒、高兴、悲伤、惊讶、恐惧、厌恶。表情是受情绪牵动而产生的一种神经反射。人有着丰富的情感,随着情绪的瞬间变化,脸部的眼、眉、嘴、鼻等器官与肌肉也跟着发生变化,产生丰富的表情,来表达自己的内心感受。

除了脸部表情,人还有语言声调表情和身体姿态表情。比如,悲伤时,人说话的语速慢,音调低,没什么起伏,沉重而低婉;激动时,人的声音高而尖,语速较快,起伏大;紧张时,人会坐立不安、抓耳挠腮;高兴时,人会兴奋得手舞足蹈;害怕时,人会双腿发颤、浑身发抖等。

吃饭的时候别生气

大脑做事是井井有条的,一件事情接着一件事情完成。人饿了就想要吃饭,大脑管理进食的神经就处于兴奋状态。这时,如果遇到不高兴的事生起气来,神经系统就会将你的怒气传送至大脑。大脑就会把注意力集中在这件事情上,陪你一同生气,而不再处理吃饭的事,进食的感觉马上就会消失。所以,人吃饭的时候千万别生气,否则帮你传递信息的神经会忙不过来的。

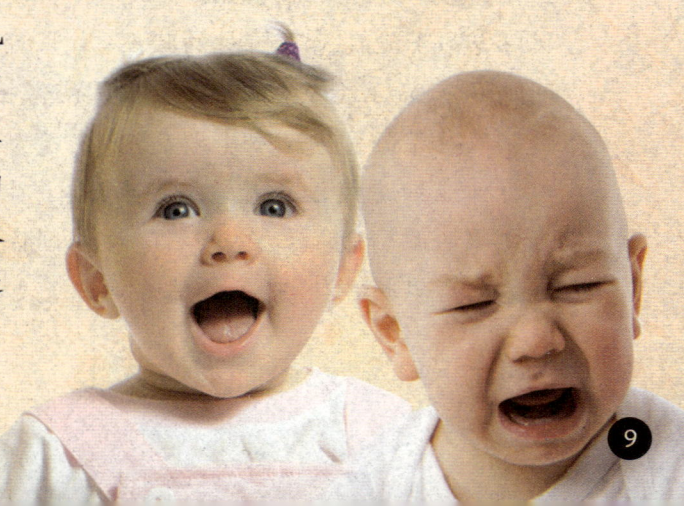

受伤心灵的药膏
——睡眠

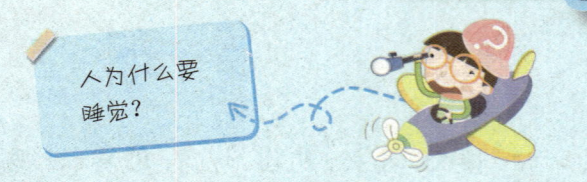

人为什么要睡觉？

人的一生中大约有三分之一的时间是在睡眠中度过的。睡眠作为生命所必需的过程，是机体复原、整合和巩固记忆的重要环节，是身心健康所不可缺少的。英国诗人埃德蒙·斯宾塞曾说过："干完苦活后睡觉，大风大浪后靠港，战争结束后安逸，是多么令人满足的啊！"诗人把睡觉休息放在最前面，正所谓"安寝乃人生最乐"。每个人在忙碌一天后，都需要美美地睡上一觉。著名戏剧家莎士比亚曾用诗一般的语言称颂道："睡眠是受伤心灵的药膏，大自然最丰盛的菜肴。"

人为什么要睡觉

如果人一直醒着，会怎样呢？其实，哪怕一天不睡觉，普通人都会出现注意力下降且没有精神的状态。如果超过一个星期不睡觉，人的记忆力可能下降，而且会反应迟钝，并且无法做出正确的判断。

人每天睡觉是一种生理反应。它是大脑神经活动的一部分。大脑皮质中的神经细胞经过一天的兴奋后，会产生一种抑制状态。这个时候，人们会觉得头脑困顿，想要睡觉。这种抑制作用主要是为了让神经细胞们在好好休息后重新兴奋，让人们能在第二天更好地工作与学习。

睡觉时为什么要用枕头

枕头的历史非常久远。原始时期，人们就用石头或草捆等将头部垫高了睡觉，这便是最早的枕头。

睡觉时用枕头，可以抬高人的头部和胸部。这样，下半身的血液就可以回流得慢一些，从而减轻心脏的负担。如果头部的位置太低，血液会涌向头部，就会加重心脏的负担，使得心脏跳动的频率加快，不但不容易入睡，还会影响头部的血液循环。血液直冲脑门，醒来后会头昏脑涨、脖子酸痛，眼皮还会肿。

古代学子的"闹钟"——警枕

古代没有闹钟，十年寒窗、熬夜苦读的莘莘学子除了悬梁刺股，还有一种警醒的法宝：截一段圆木，两头缀上铃铛。枕着它睡觉时，人会极不舒适，需小心翼翼，保持半睡半醒状态，一不小心就会从圆木枕上滑落，枕头一动，铃一响，人就醒了。这种枕头被人们称为"警枕"。幼时砸缸救人的北宋著名文学家司马光也曾用这种枕头睡觉，一旦惊醒就抓紧时间写作。他所编纂的洋洋三百余卷的《资治通鉴》，乃史学界的鸿篇巨制。

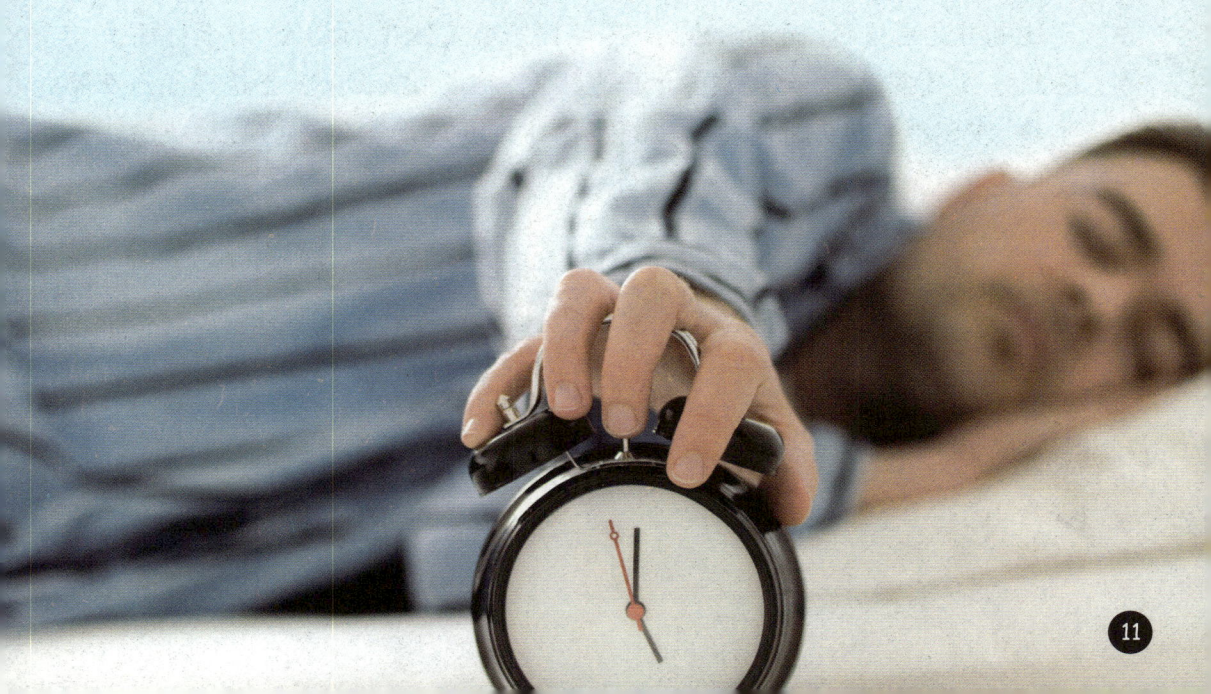

春眠为什么不觉晓

"春眠不觉晓，处处闻啼鸟。"这是唐代诗人孟浩然的名句。春天，万物复苏，气温回暖。人的毛细血管逐渐扩张，人体代谢增强，耗氧量也随之增大，这使得脑部的供氧量相对减少。因此，我们就会产生春困的感觉。而到了冬天，为了能够抵御严寒，减少热量的散失，人体表面的毛细血管处于收缩状态，这使得内脏和大脑的血液供应量相对充足，人自然就会显得精神饱满、神采飞扬。

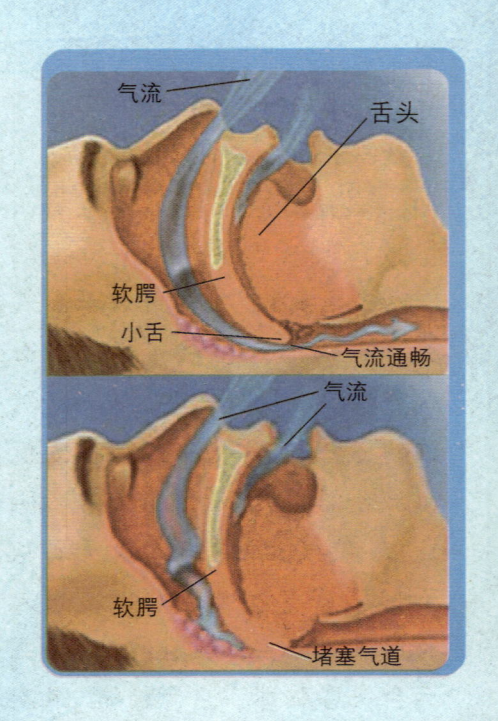

"呼噜、呼噜"的鼾声

有些人睡觉时会打呼噜，发出"呼噜、呼噜"的鼾声。打呼噜，又称为"睡眠呼吸暂停综合征"，是一种普遍存在的睡眠现象。目前，大多数人认为这是司空见惯的，而不以为然。其实打呼噜是健康的大敌，由于打呼噜使睡眠呼吸反复暂停，会造成身体严重缺氧，形成低血氧症，会诱发高血压等疾病。夜间呼吸暂停时间超过120秒，容易在凌晨发生猝死。所以，大家一定要重视。

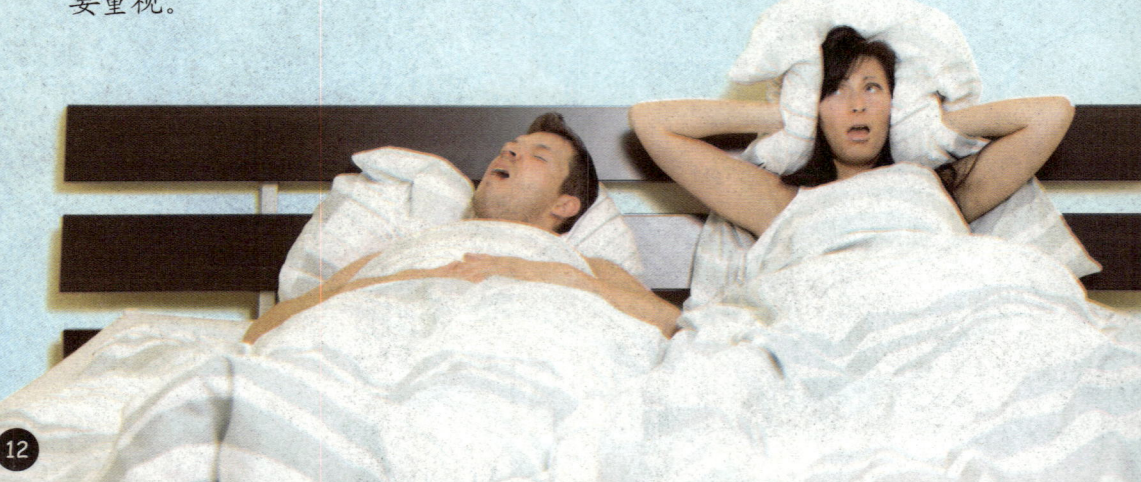

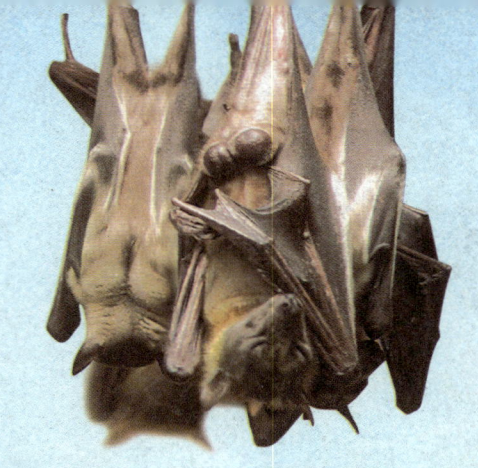

神奇人体之谜 SHENQI RENTI ZHI MI

生物钟
——人体内的"隐性时钟"

生物钟不是真正的钟，而是一种控制人体活动的节律。这种节律就像生命的协奏曲，在人体内按一定的周期律动。如果你每天都是7时起床，过一段时间后，即使没有闹钟提醒，你也会自觉地在早晨7时醒来。这便是生物钟的作用。它就像人体内隐性的刻录机，按某种规律将我们的生命活动默默记录。生物钟在人们的生活中起着重要的作用，它可以合理地安排时间，使人们能正常地学习和工作。

动物的睡眠习惯

动物的睡眠习惯与它们的生活习性息息相关。

狮子一旦捕食成功，就能获得大量高热量的食物。因此，它们完全不需要再浪费体力，选择睡觉才是最经济的方式。所以，懒惰的狮子大部分时间都在睡觉。

牛每天要吃大量低热量的草，因此它们必须不停地进食，每天只睡4～5个小时。

候鸟迁徙时需要一刻不停地飞，以便尽快到达目的地，所以大部分候鸟几乎不睡觉。

而蝙蝠是出了名的"瞌睡虫"，一天要睡20个小时。因为它们最爱吃的食物——蚊子只在每天黄昏的时候才集体出来交配，只要抓紧这段时间吃个饱，蝙蝠就可以安心去睡觉了。

> 为什么我睡觉时会流口水？

> 因为人在睡觉时大脑也跟着休息，不会像白天那样指挥人吞咽口水。有些人睡觉时用嘴呼吸，口水自然就从张着的嘴巴里流出来了。

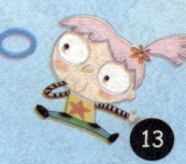

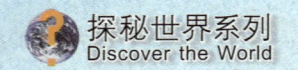

令人困惑的梦

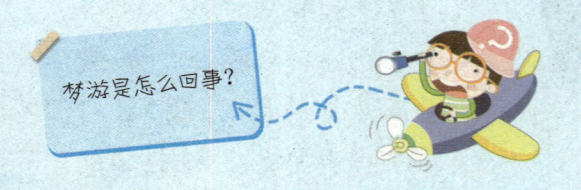

梦游是怎么回事?

鲁迅先生的《野草》中有连续七篇都以"我梦见……"开头。这七个"我梦见……"矗立在书中,有如晦暗沼泽的七块界碑。印度诗人泰戈尔曾就"梦境"提出一个问题:"如果夜晚的梦境延续起来,那么白天生活的真实性会不会大打折扣呢?"文学家们往往用梦境的描述来折射真实的人生。而梦境又如一块幽深的神秘之地,不断地引起人们的惊叹以及种种不着边际的猜测。其实,解梦并不是一门捕风捉影的艺术,而是一门关于大脑活动以及人类心理的科学。

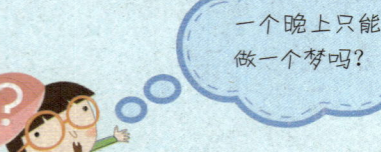

一个晚上只能做一个梦吗?

不是,一个晚上,你可以多次光临梦境,做不同的梦。

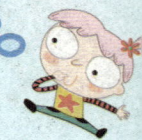

人们为什么会做梦

睡觉时，一部分脑细胞没有休息，仍处于兴奋状态。这时，如果受到外界影响或身体内部一些反应的刺激，人就会做梦。梦是大脑的神经系统对它所存储信息的一种特殊的加工处理过程。倘若大脑的调节中心受损，就做不了梦，或仅出现一些残缺不全的梦境片段。

一个梦会做多久

据科学家研究，一般人的第一个梦大约出现在入睡后的90分钟。大多数的梦会持续6～10分钟，最长的纪录是150分钟。在人的一生中，人们有可能会做300000个梦。

什么是梦游

有些人睡着以后会突然起来，走到外面逛一圈，或者有更复杂的行动，然后再回到床上睡觉。而他们自己对此全然不知，即使被唤醒，他们也不会明白自己刚才做了什么。其实，这就是梦游的表现。

睡觉时，大脑会传递行动命令给运动系统：如果梦见着火，大脑就会发出指令让双腿快跑。但人体中还存在一种阻断机制，能在睡眠状态时不把信号传递给肌肉运动系统，使人们依然安稳地睡在床上。但是如果这种阻断机制一旦失灵，人就会有所行动，出现梦游的状况。

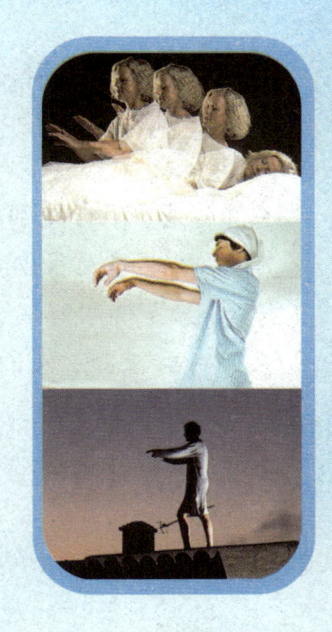

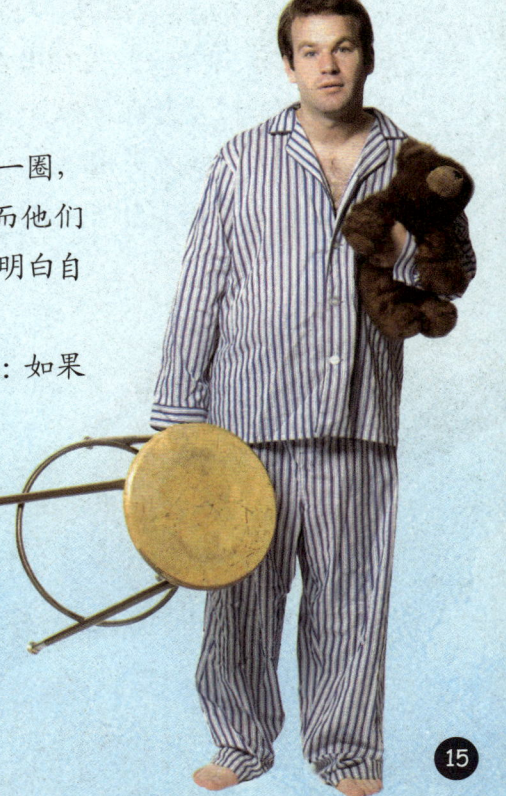

对梦游者的误解

人们对"梦游"这件事总是很好奇,觉得这种行为很神秘。大家通常都认为,梦游者大概像盲人一样四处乱转,其实梦游者的眼睛是半开或全睁着的。也许你看多了电视剧,还会认为梦游者胆大包天,敢做一些惊险恐怖的事情。其实,梦游的人很少会做超出正常范围的事,梦游时也极少做出伤害性的进攻行为。只是偶尔他们会由于注意力分散而跌倒或碰伤。

一般来说,人们还有一种偏见,认为不可以随便去喊醒梦游者,因为梦游者忽然惊醒会被吓疯。事实上,梦游者很难被唤醒,即使被唤醒了,他们也不会发疯,只是感到迷惑不解而已。

睡觉磨牙是因为做噩梦吗

睡觉时磨牙的原因很多,比如肠道里有了寄生虫。人们睡觉时,寄生虫并不犯困,它们仍然在活动。人们的神经受到它们的某种刺激,有时会引起条件反射而磨牙。再比如,人们若在白天过度兴奋,神经受到过多刺激,晚上也容易磨牙。有时,磨牙也像做梦一样,是部分大脑皮层兴奋的结果。这和做的是美梦还是噩梦没有关系。

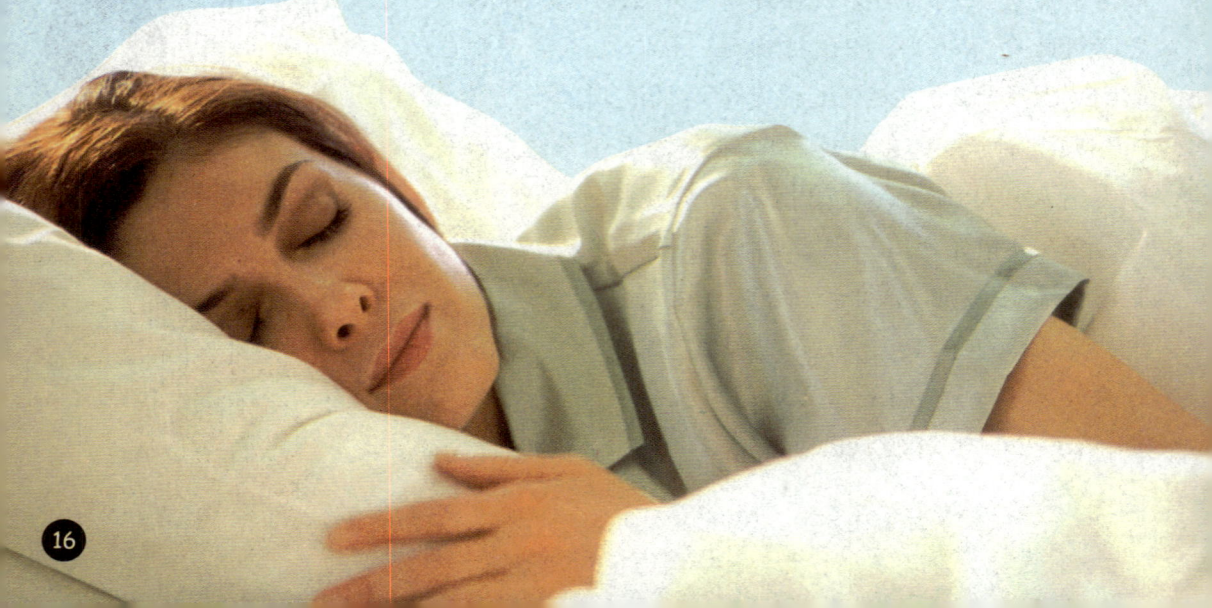

做"白日梦"是否有利身心健康

你是否会在大白天,甚至上课的时候,托着下巴对着天花板发呆,幻想着一些神奇的事情呢?

人们在清醒状态下出现的带有幻想情节的心理活动,在心理学上叫"白日梦"。从心理学观点来说,做"白日梦"是一种有效的松弛心理的方法。研究人体心理卫生的专家们称,这种大脑活动对人体免疫系统起着良性的促进作用。而且,"白日梦"能让左脑从语言活动中解脱出来并处于休息状态,让右脑充分发挥其形象思维能力,从而使善于语言思维和用右手劳动的人从疲劳中暂时解脱出来。

当然,课堂上,并不是你该做"白日梦"的时候。

弗洛伊德与《梦的解析》

奥地利有一位著名的心理学家,叫西克蒙特·弗洛伊德,他所撰写的关于梦的心理学著作《梦的解析》,像一把火炬照亮了人们梦中的世界。弗洛伊德认为,人会把愿望埋藏在内心深处。处于清醒状态时,人的意识会抑制愿望;而当人入睡后,意识的控制就放松了,内心深处的愿望会影像化,于是便形成了梦。在隐秘的梦境中所看见、所感觉到的一切,呼吸、流泪、痛苦以及欢乐,并不是没有意义的。

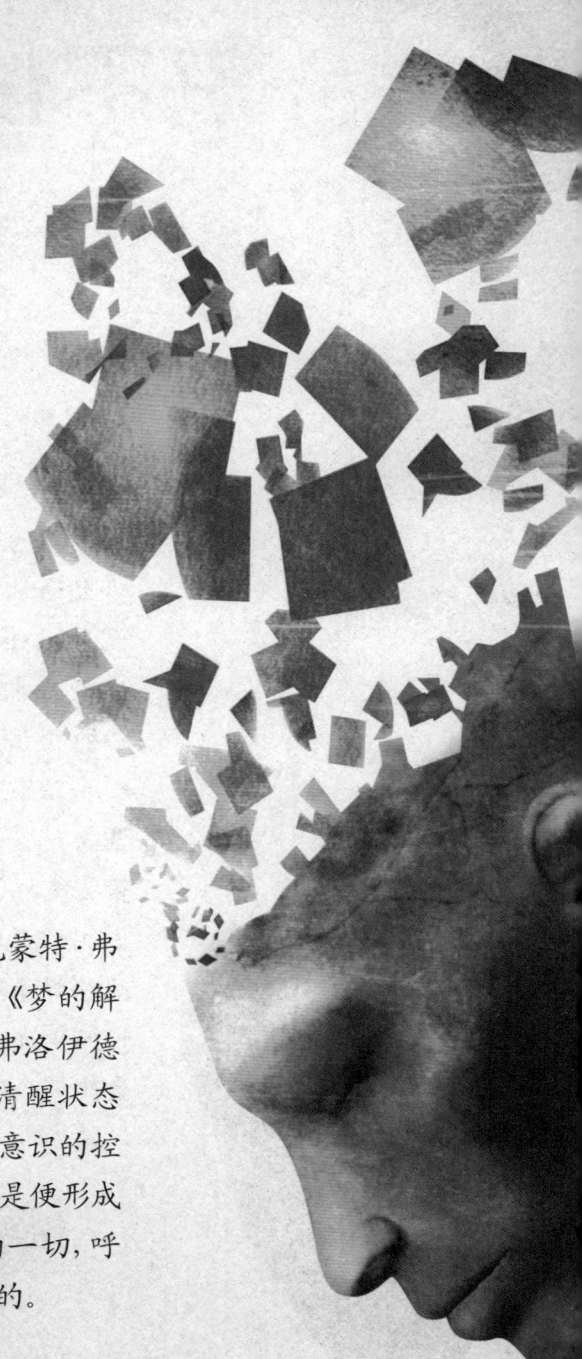

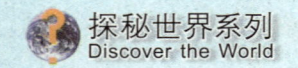

忍不住的哈欠

人一出生就会打哈欠吗？

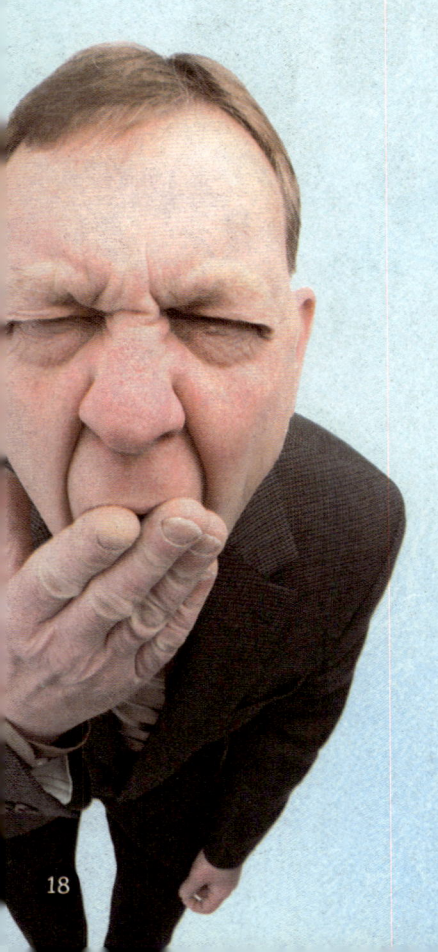

读"哈欠"这两个字时，我们就已经打了一个哈欠。打哈欠通常被认为是粗鲁、带有无聊意味的行为，在国外的法庭上打哈欠甚至可能被视为藐视法庭。美国洛杉矶市的一个法院在为一起谋杀未遂案挑选陪审员时，第2386号陪审员就打了个很不合时宜又不太文雅的哈欠。这位陪审员为此得罪了高级法官，并被处以1000美元的罚金。这昂贵的罚金比那个忍不住的哈欠更让他"清醒"。

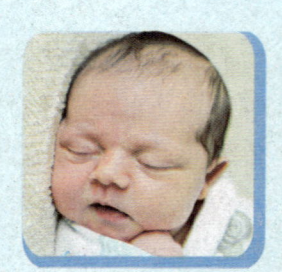

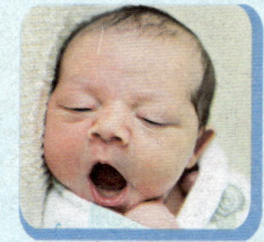

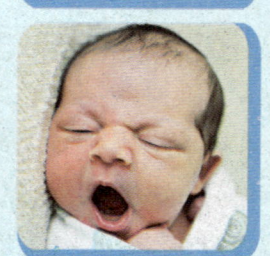

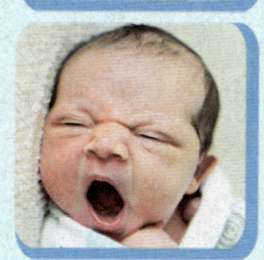

与生俱来的哈欠

人人都会打哈欠。人第一次打哈欠是在母亲体内第11周的时候,从那时起直到生命的终止人都会打哈欠。打哈欠不可预料,也很难抑制,一旦被打断就会感觉憋得慌。可是当一个人在一段时间内频繁地打哈欠,顽固性地打哈欠,那他最好应该去医院进行检查,看看是不是出现大脑缺氧、动脉硬化的问题。如果及时就医检查,说不定还可以避免一次中风。

众说纷纭的哈欠

对于人们为何会打哈欠,各国科学家一直众说纷纭。有人认为是缺氧,当人体侦测到肺里的氧浓度变低时,就会打哈欠,以吸入更多的空气。但实验证明,人们在含二氧化碳多的环境里打哈欠的次数,并不比在正常的环境中多。又有人认为打哈欠是因为对某件事情感到厌倦,但根据观察发现大脑"哈欠中枢"的活动是经常与最感兴趣的事情联系在一起的。所以,打哈欠源自人们的厌倦这个观点似乎也是不成立的。

人们为什么会打哈欠呢?

根据美国科学家最新的研究发现,打哈欠是为了给大脑降温。当人的大脑升温过热时,人们就会通过打哈欠让清凉的空气进入人体,使大脑降温,进而保持大脑的健康和清醒。疲劳和睡眠不足,都会导致大脑温度上升,因此就必须通过打哈欠来给大脑降温。

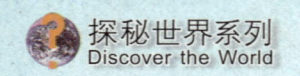

哈欠的妙用

开夜车的司机会频繁地打哈欠，认真看书和做作业的学生也会哈欠连连，可是很少有人在床上打哈欠，可见哈欠可以起到提神、觉醒的作用。

除了可以提神、醒脑外，打哈欠还有其他作用。比如，可以松弛紧张的肌肉，消除疲劳。打一次哈欠的时间大约为6秒钟，在此期间人们大多会闭目塞听，全身的神经和肌肉得到了完全松弛。打哈欠还能在飞机降落时帮助平衡中耳内的压力。此外，打哈欠还有利于保护眼睛。德国保健协会建议，长时间面对电脑的人，如果想让眼睛休息一下，可以打个哈欠。最佳的打哈欠姿势是伸一伸懒腰，张开嘴巴，下巴像骆驼吃东西一样左右移动。

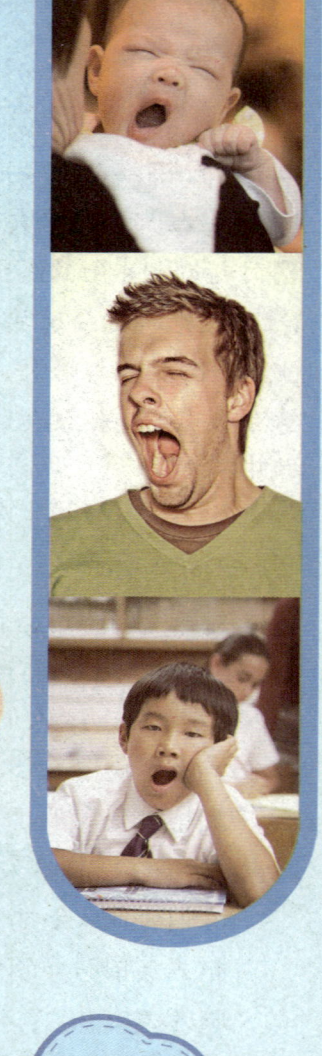

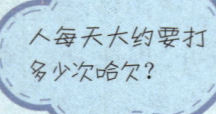

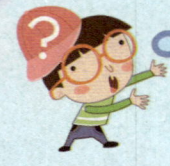

人每天大约要打多少次哈欠？

15次左右。

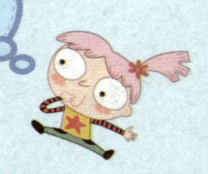

会传染的哈欠

打哈欠是会相互传染的。当我们看见别人打哈欠时，自己总会不自觉地也"哈欠"一下。而且，越感性、越情绪化的人越容易被传染。英国科学家卡特里奥娜·莫里森博士研究发现：看到别人打哈欠，自己就禁不住张嘴打哈欠的人，很容易被别人的情绪所感染，从而使自己也产生类似的情绪。她还在文科生与理科生中做了一个实验。实验结果表明，作为文科生代表的心理系学生平均打哈欠5.5次，而作为理科生代表的工程系学生平均打哈欠1.5次。认知神经的科学家通过研究磁共振造影的影像发现，打哈欠时人的脑部活动区域和表示同情时的脑活动区域是一致的。

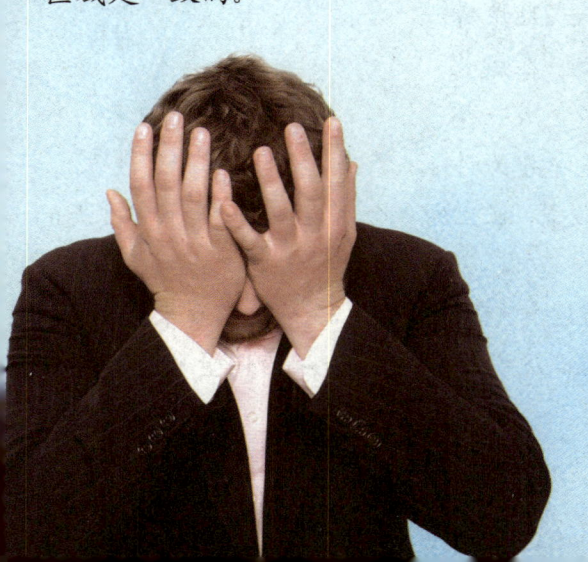

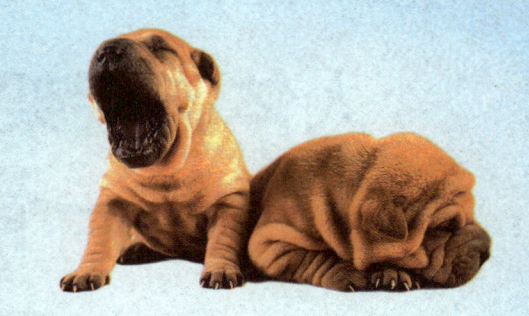

动物也会打哈欠

几乎所有的动物都会打哈欠，但是哈欠的意义大不相同。

猫咪睡觉前、睡觉后都会哈欠连连，一副慵懒、休闲的样子。河东狮吼人人皆知，但其实，狮子大吼一声也只不过是打个哈欠罢了！蛇警觉地蜷伏在草丛里一动不动，但它可是常常打完哈欠再行动的。而狗会被打哈欠的人传染，自己也来个哈欠。另外，当狗感到困惑的时候，它会打哈欠。猩猩也会打哈欠，但是大多数猩猩打哈欠的时候，会用手盖住嘴巴，以免被别的猩猩误解成侵略行为。不仅是猩猩，在其他一些动物中，打哈欠也代表着警告和侵略的意思。例如暹罗斗鱼，它会在看到同性或自己在镜中的影像时打哈欠，并伴随着咄咄逼人的攻势。而对于阿德利企鹅来说，打哈欠是它们求爱仪式的一部分。

人体脚手架
——骨骼

我的身上一共有多少块骨头?

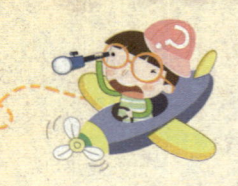

人的骨头长短不一,各式各样。它们就像各种零件构成了坚实的骨骼支架。人的骨骼犹如钢筋支撑一栋建筑物那样支持着人的躯体,同时它也是保护人体内脆弱器官的中流砥柱。

人有多少块骨头零件

新生儿有275块骨头,儿童有217～218块骨头,成人一共有206块骨头。这是因为,在成长过程中,一些骨头会逐渐结合在一起变成一整块骨头。例如,婴儿刚出生时,其头盖骨分为许多块独立的骨,随着人体不断地生长发育,独立的骨合并在一起,形成了较大的头盖骨。

人体最小的骨头是位于耳朵里的镫骨,直径只有0.25～0.43厘米;最大的骨头是位于大腿的股骨,它通常占人体高度的27%左右,一般为40厘米左右。

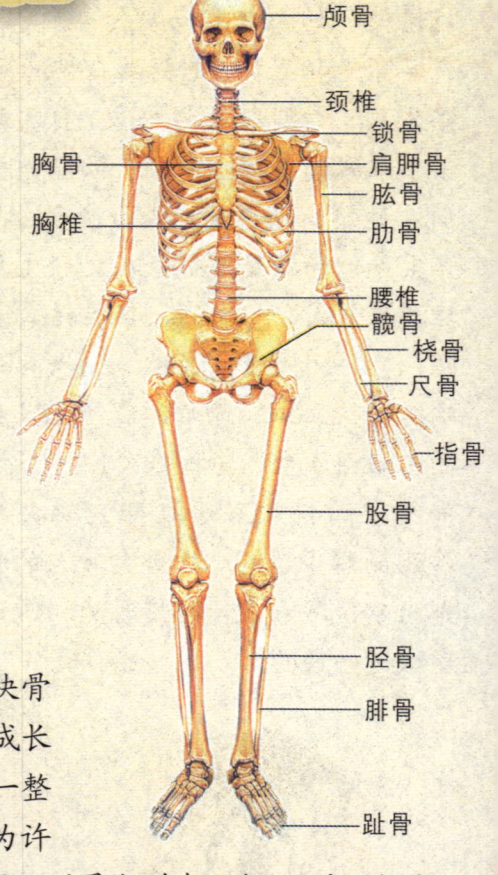

颅骨
颈椎
锁骨
胸骨
肩胛骨
肱骨
胸椎
肋骨
腰椎
髋骨
桡骨
尺骨
指骨
股骨
胫骨
腓骨
趾骨

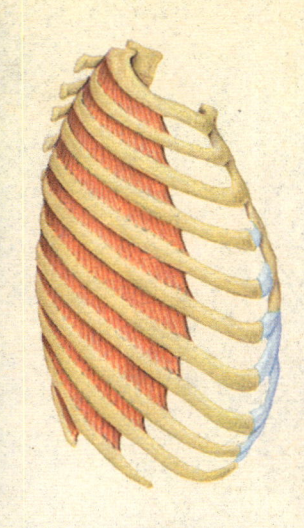

男人和女人的肋骨一样多吗

自从人类祖先用双脚直立行走开始,肋骨的重要性就大为增加了。男人和女人一样,都有12对肋骨。它们与胸椎相连,左右对称分布,像一支挺拔伫立的卫队,牢牢地守护着胸腔内柔软的心脏、肺等重要器官。

神奇的关节

人体一共有200多个关节。没有它们,人的骨头之间就不能连接,不能弯曲,也不能移动,如僵尸般僵硬。

枢纽关节 它们就像一个圆柱体镶嵌在一个弯曲的凹窝中,这种关节可以上下运动,但无法前后移动。比如膝关节,能使人们的腿弯曲和伸直。

滑动关节 它能使一块骨在另一块骨上滑动。比如在手腕处的滑动关节使你能够弯曲手腕。

球臼关节 这个关节就像它的名字一样,是由一个球和一个像半圆凹槽的臼组成的。比如肩关节,也就是肩膀处,手臂骨的顶端深深地嵌入肩胛骨碗状的凹面部分。它可以让臂骨在很大的范围内自由移动。当然,如果用力过猛,姿势不当,就会脱臼。

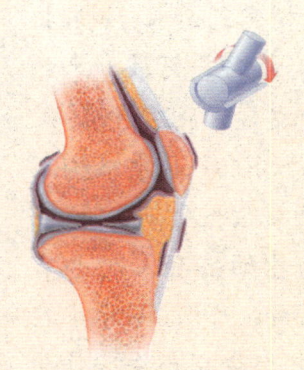

枢纽关节 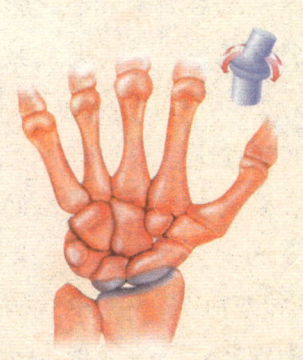　　　　　　　滑动关节 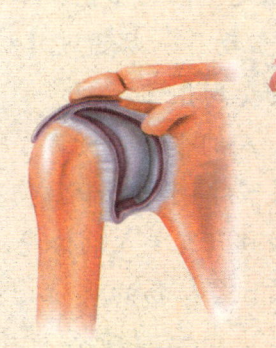　　　　　　　球臼关节

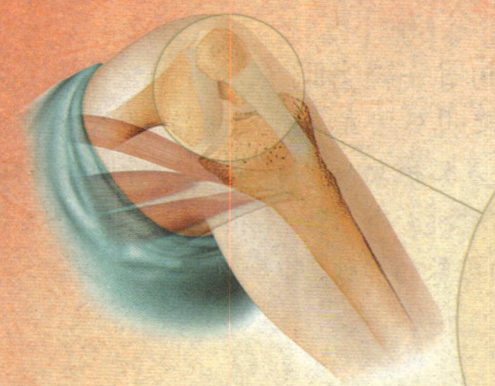

图注：前交叉韧带、后交叉韧带、外侧副韧带、内侧副韧带、外侧半月板、内侧半月板

柔软的韧带

体育课上，当我们奋力投掷铅球的时候，为什么胳膊不会随着铅球甩出去呢？因为人们的关节处有一种名叫韧带的索状组织，负责把骨头紧紧地捆在一起。

韧带像一条质地坚韧、极富弹性的带子，将人的骨头相连接。它的主要任务是加强关节，维护关节在运动中的稳定，同时也限制了骨关节的一些超越范围的活动。韧带虽然耐力强劲，但动作一旦超过其拉伸的极限，便会受到损伤。

人们平时说的崴了脚，其实就是踝关节外侧的韧带拉伤了。轻微的韧带拉伤只需要立刻休息，慢慢地就会恢复。若扭伤的部位出现浮肿，可以用冰块冷敷，帮助减少疼痛和肿胀，因为降低温度可以减少血液循环。

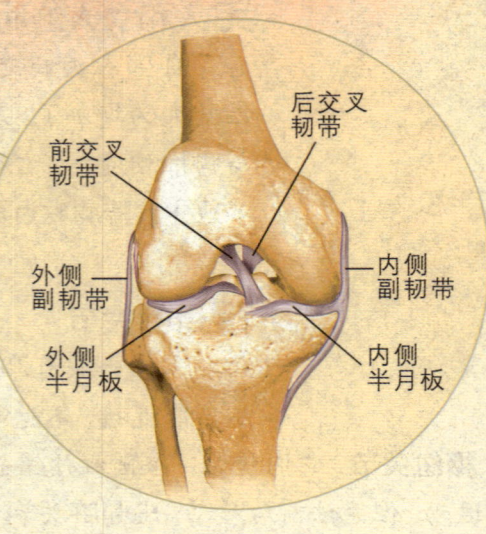

老鼠的骨骼与人的骨骼很相似

耶路撒冷大学的研究人员曾公布了一张老鼠骨骼断层扫描图。图中清晰地展示了老鼠骨骼结构的细部特征，包括极微小的骨骼，精确到毫米。如果把老鼠按比例放大并舒展开来的话，我们会发现，除了脸部、足部和尾巴外，老鼠的骨骼构架同人的相比，几乎没有区别。而且，老鼠的骨细胞和人的也有很多相同之处。因此，科学家在许多研究中都会用小白鼠作为实验对象。

刮骨疗伤

三国之时，关羽被派到樊城去攻打曹操的军队，不料右臂被毒箭射中，伤口青肿，不能动弹。许多有名的大夫前来诊治，都无功而返。

知道这个消息后，华佗乘着小舟从江东赶来，为关羽疗伤。华佗仔细检查了关羽的伤势后，说："您中的箭是乌头毒箭，现在毒已入骨。若再不治，这手臂就要废了。"

关羽听罢，说："那用什么方法能治呢？"

华佗一边观察关羽的伤口一边说："办法是有的，只是怕您忍受不了疼痛。"关羽听后笑了笑说："我久经沙场、出生入死，千军万马尚且不怕，疼痛有什么可惧怕的！"

华佗见关羽一脸坦然，并无任何惧意，便说道："既然如此，我准备在房梁上钉一个铁环，将您的右臂伸进铁环中固定，再将您的眼睛蒙上，然后切开您手臂上的皮肉，直接用刀将骨头上的毒物剔除。"关羽笑着说："不用铁环这般麻烦，你就直接动手吧！"

于是，关羽先命人设宴款待华佗。待宴饮完毕，关羽一边和谋士对弈，一边褪下战袍伸出右臂。华佗抽出消过毒的尖刀，割开关羽胳膊上的皮肉，骨头果然已变成青色。华佗用刀小心翼翼地将骨头上的箭毒慢慢刮除。军帐内外只听见刀刃与骨头的摩擦声，人人惊得面无血色。唯有关羽仍旧一边喝酒吃肉，一边与谋士下棋，全无痛苦之色。华佗将他手臂上的箭毒刮净，便将伤口缝合复原，敷上药，包扎好。

手术结束后，关羽大笑着站起来对华佗说："现在我的右臂伸展自如，一点也不疼了，您真是神医啊！"华佗对关羽佩服不已，说："我行医多年，从未见过将军这样勇敢的人，您才是真正的神人啊！"

螃蟹有骨骼吗？

螃蟹的外壳就是它的骨骼，用来保护柔软的身体。

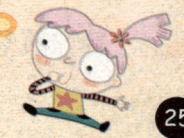

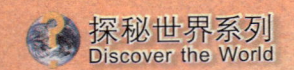

忽高忽矮的身高

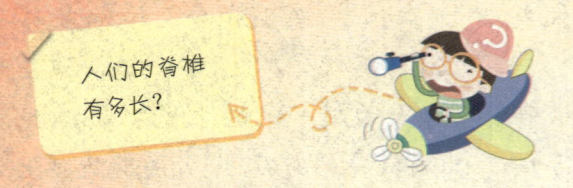

人们的脊椎有多长？

各国名人的身高

有些细心的人可能会发现我们的身高早晚会发生变化，早晨身高有1.46米，到了晚上测量的时候身高就只有1.44米了。而且，这种状况每天都循环往复地发生。早晨高，晚上矮，这究竟是什么原因造成的呢？

你知道吗？雅尔塔会议的三巨头，除了罗斯福以外，斯大林、丘吉尔都长得比较矮，丘吉尔的身高有1.60米，斯大林有1.62米。美国前任总统奥巴马的身高为1.87米，意大利前任总理贝卢斯科尼的身高为1.65米，德国总理默克尔的身高为1.65米，加拿大前任总理哈珀的身高为1.82米。我国著名的篮球运动员姚明的身高为2.26米。法国前任总统萨科齐的身高只有1.65米。俄罗斯前任总统梅德韦杰夫的身高为1.57米。

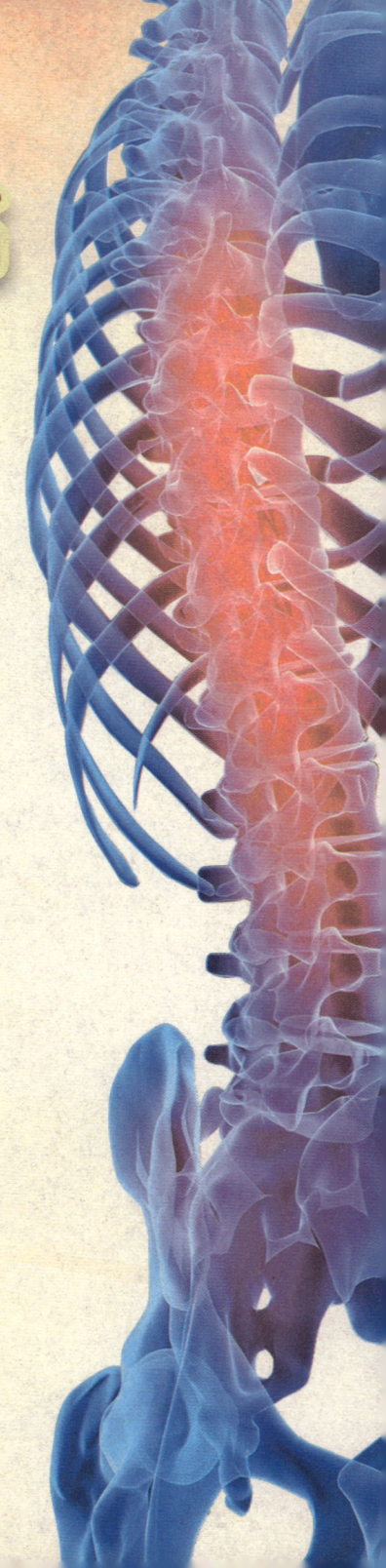

人体的支柱——脊椎

人的脊椎由脊椎骨连接而成，包括7节颈椎、12节胸椎、5节腰椎、5节骶椎和4节尾椎，成人的脊椎全长约70厘米。从侧面观察脊椎，你会发现，脊椎呈"S"形，而正是这种形状缓冲了从地面传来的冲击力。

脊椎除了支撑起身体，它还保护着其内部的脊髓，如果人的脊髓受到严重的损伤，那他的下半身就有可能动弹不得。

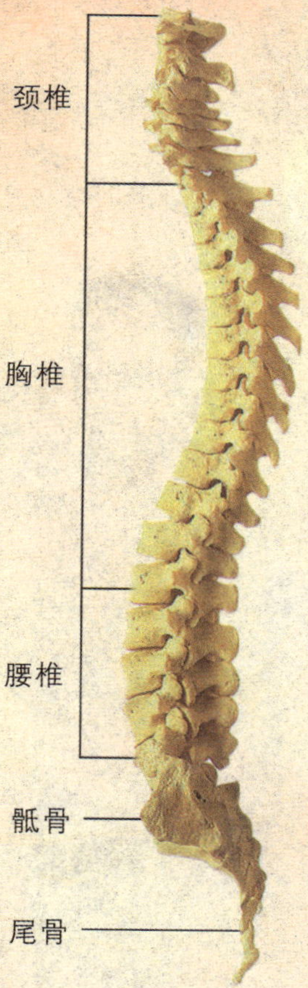

"小圆饼"——椎间盘

人的椎骨之间有个小东西——椎间盘，它的主要成分是胶原蛋白、多糖和水分。

椎间盘的形状像一个"小圆饼"，"小圆饼"约8～10毫米厚，外层的"皮"是厚实的软骨，中间的"馅"是胶状物质。当脊椎受到压力、冲击或震荡时，椎间盘中央的"馅"会发生轻微的变形或滚动，将冲击力均匀地向四周分散，缓解脊椎所受的力量。除此之外，椎间盘还能协助脊椎完成前后屈伸、左右旋转的动作。

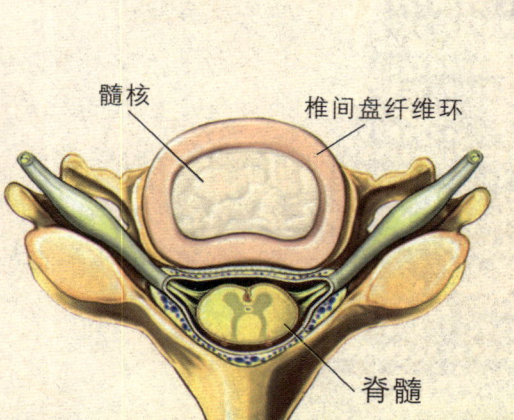

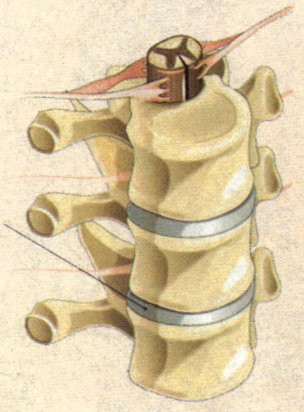

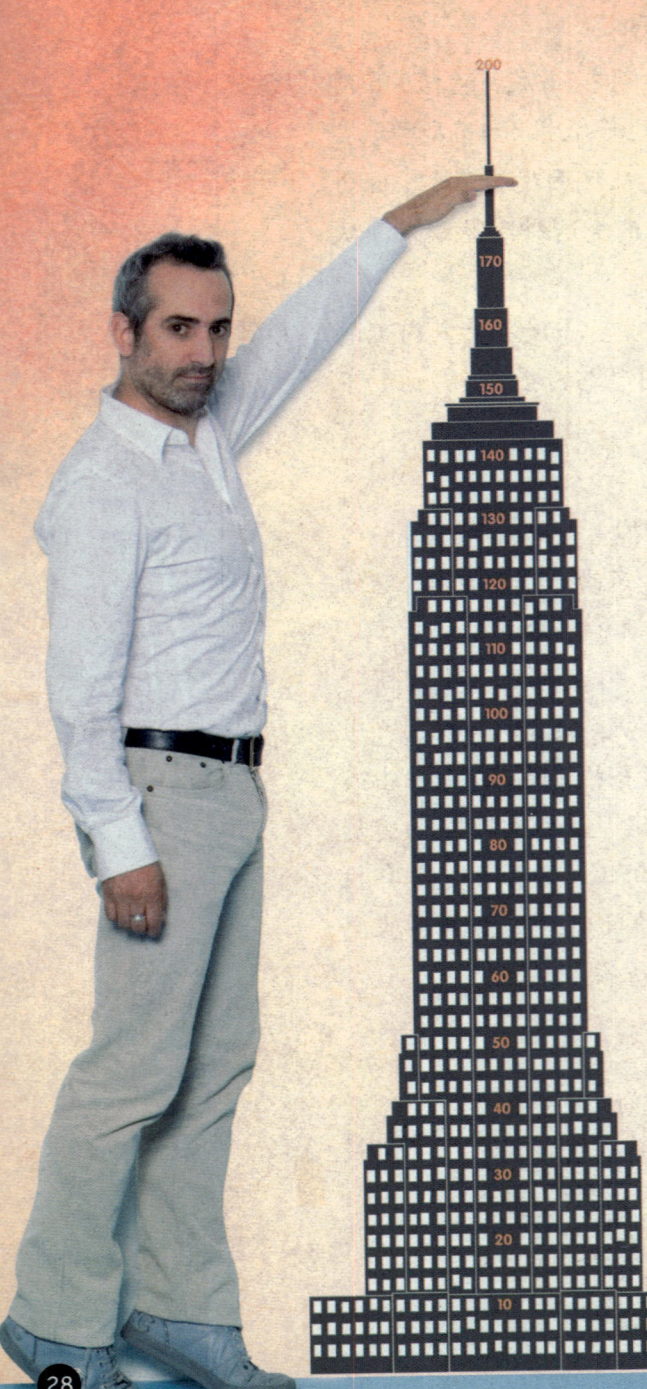

探秘世界系列
Discover the World

早晚的身高差别

早晚身高变化的秘密就是椎间盘。脊椎的长度，椎体占四分之三，椎间盘占四分之一。人体共有20多个椎间盘，椎间盘含有丰富的水分，具有良好的弹性，可随脊柱所受压力而变化。如果每个椎间盘增加1毫米，那么身高差可达到2～3厘米。

早晨，人们经过一夜的休息，椎间盘的压力减小，水分恢复原样，脊椎的高度就有可能增加2～3厘米；傍晚，由于站立一天，长时间受重力影响，椎间盘的水分外渗，脊椎的高度就会有所下降。早晚的身高变化就由此而来。

椎间盘也是导致老年人变矮的原因之一。随着年龄增大以及脊椎的反复活动、受力，椎间盘发生老化、萎缩，含水量减少，椎间盘的厚度就会减小。

为了保护脊椎，保持身高，人们应注重营养的补充，积极参加体育锻炼，平时注意站、坐、行、卧等各种姿势，避免长时间看电视、久坐电脑前，尤其不能抽烟、酗酒。

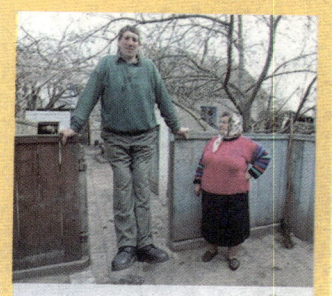

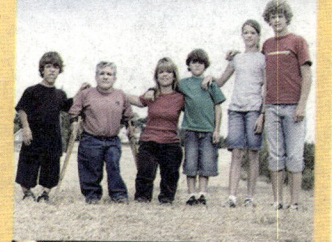

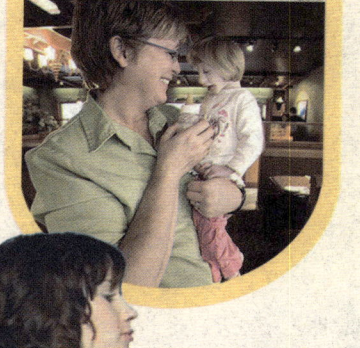

个子太高太矮也是病

当你看到个子特别高、四肢长度失衡、臂展远远超过身高的巨人时,千万不要羡慕他,因为他很有可能患上了巨人症。巨人症是一种发生在青春期前的垂体前叶机能亢进症。它同时还会导致肾上腺皮质功能减退、成年后垂体前叶机能低下等症状。到目前为止,科学家还没有发现巨人症的病因。

当然,世界上还有侏儒症。侏儒症是由一种基因疾病引起的,这种疾病会导致患者短小的身材和骨骼不成比例地生长。侏儒症的并发症会因个体的不同而不同,但大多数人患有心脏和呼吸系统疾病,而且形状异常、发育不完全的内脏器官会使侏儒症患者的长期生存变得困难。

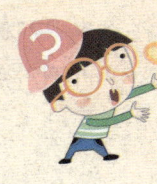

世界上最高的人有多高?

世界上最高的人是美国人罗伯特·潘兴·瓦德罗,他有2.72米高。

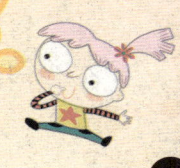

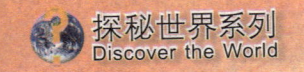

人体的引擎
——肌肉

人体的哪块肌肉最强壮？

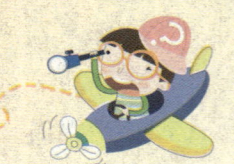

人的一切活动都要靠肌肉的收缩运动来完成。肌肉的活动会耗费12%的心脏输血量、18%的人体耗氧量。而且肌肉还是人体代谢，特别是进行糖代谢的重要器官。

神奇的人体引擎——肌肉

皮肤下的肌肉是部神奇的引擎，使人们能够眨眼、说话、走路、跑跳，甚至爬上陡峭的岩壁。按结构和功能的不同，肌肉可以分为三种类型：构成心脏的心肌，构成内脏器官的平滑肌，以及附着在骨骼上的骨骼肌。

心肌 只在心脏内出现。它是一种"非随意肌"，在结构上和骨骼肌很相近，但是它具有收缩性、自律性和传导性，而且心肌不随人的意志收缩。

平滑肌 也是一种"非随意肌"，它也不受人的意志所控制。平滑肌主要出现在我们的食道、胃、肠脏、血管等的内壁上。比如，控制毛发直立的立毛肌也是平滑肌。

骨骼肌 又被称作横纹肌，人体一共有600多块骨骼肌，它们每天互相合作，协助人们做好每件事。

运动后肌肉为什么会酸痛

平时不太运动的人去爬一次山或者进行剧烈运动之后，第二天就会感到全身的肌肉酸痛。而且，这种感觉会持续好几天。这是为什么呢？人体发生了什么状况呢？

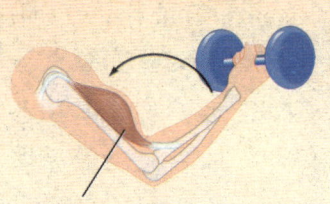

当人们进行剧烈运动时，肌肉也进行了剧烈运动。在剧烈运动过程中，肌肉的肌节过分拉长导致肌节损伤，其中的白细胞会移动到受损的肌肉纤维中，释放一些会引起人体疼痛的化学物质。另外，剧烈运动时肌肉会发生局部缺血，也会产生一些引起疼痛的产物。这些物质堆积起来，就导致人们在运动后感到肌肉酸痛。

如果想避免或者减少肌肉的酸痛感，人们进行运动的时候就要循序渐进。运动前，先做5～10分钟的有氧运动，即热身运动，充分地伸展肌肉，以适应接下来的剧烈运动。剧烈运动后，也要适当做一些伸展运动，舒缓紧绷的肌肉。如果还是感到肌肉酸痛，那就要好好休息，配合一些按摩、热敷等，暂时不要进行剧烈运动了。

肱二头肌收缩

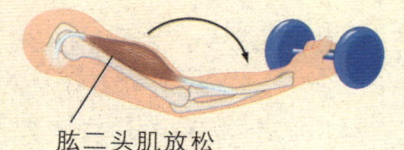

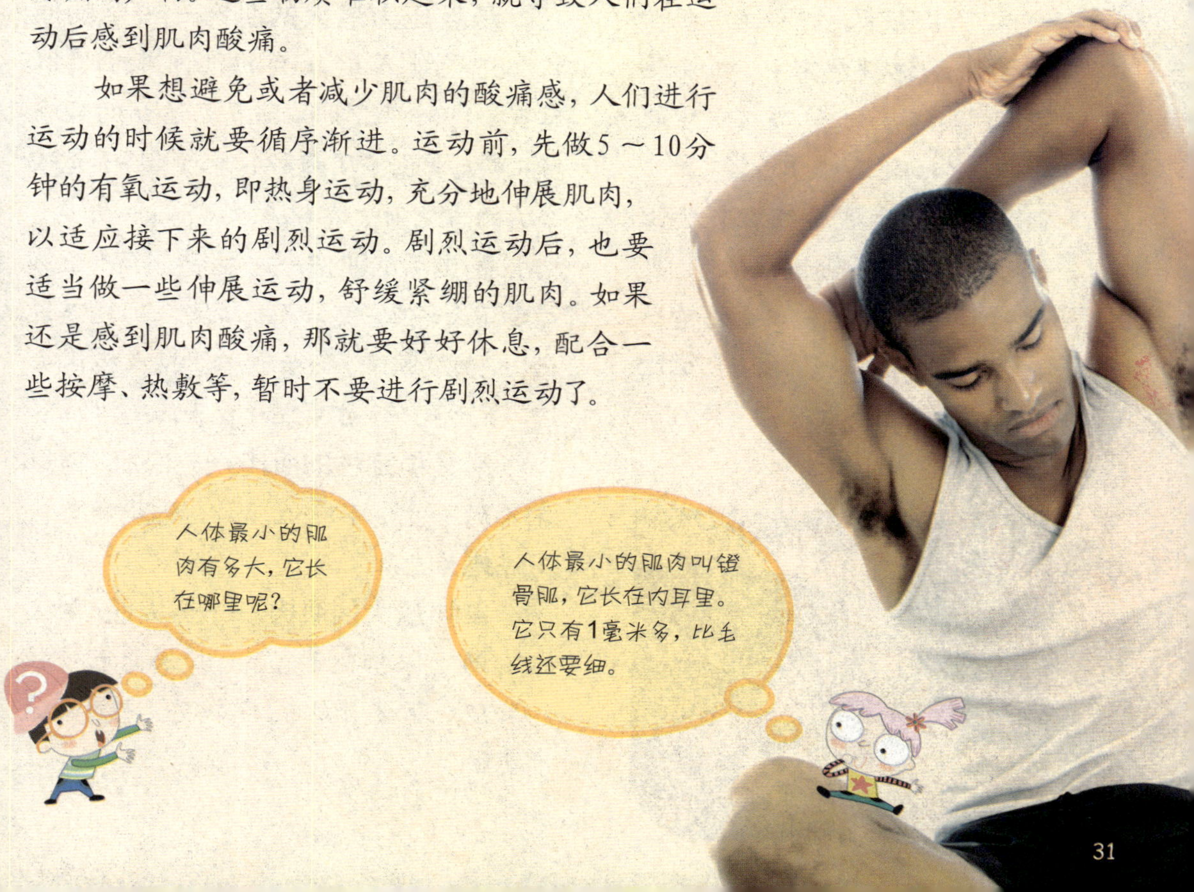

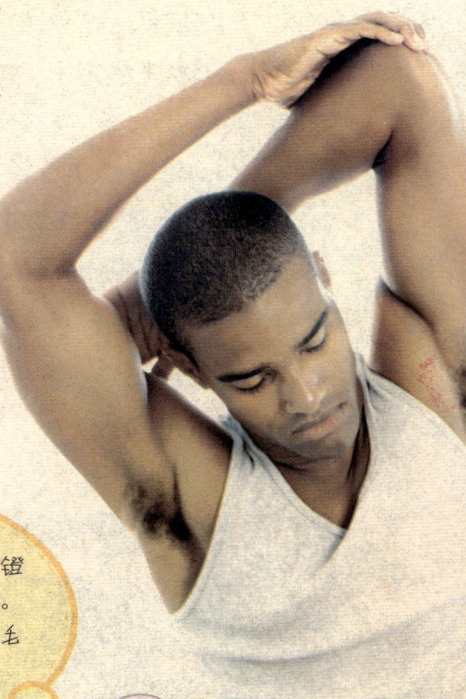

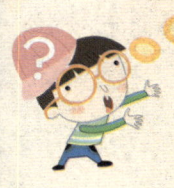

肱二头肌放松

> 人体最小的肌肉有多大，它长在哪里呢？

> 人体最小的肌肉叫镫骨肌，它长在内耳里。它只有1毫米多，比毛线还要细。

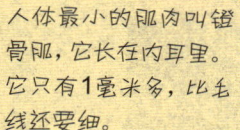

肌肉杀手——肌肉萎缩

肌肉萎缩大多是由肌肉神经元病变、肌营养不良、肌肉长期不运动等原因引起肌肉的纤维变细，甚至消失等导致的肌肉体积缩小。最严重的肌肉萎缩患者会完全瘫痪，生活不能自理。

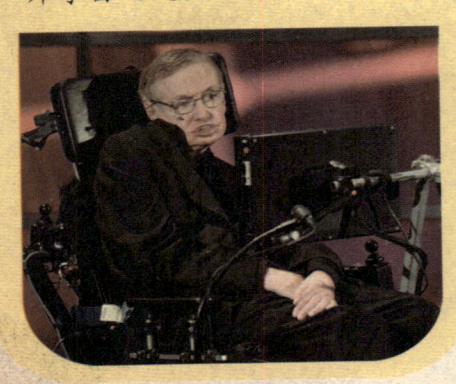

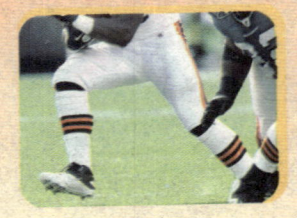

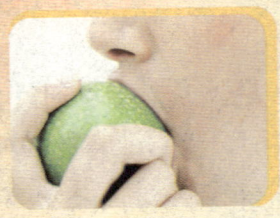

英国剑桥大学应用数学及理论物理学系教授史蒂芬·霍金，是当代最著名的广义相对论和宇宙论家，被称为"在世的最伟大的科学家"。他就是一位"渐冻症"（肌萎缩侧索硬化症，卢伽雷氏症）患者。因为肌肉萎缩，他被禁锢在轮椅上50多年，只有面部可以活动。可他以坚忍的意志、乐观的情绪克服了身体的疾患，让自己的思想遨游在广袤的时空，努力解开宇宙之谜。

肌肉中的王者们

肌肉中有许多不为人知的强悍角色，它们各自占据了一方高地。

力量最强的肌肉——小腿肌 人体中力量最强大的肌肉当属小腿肌肉。没有它，人们就无法站立、行走和奔跑。

承受压力最大的肌肉——咀嚼肌 人体中最能承受压力的肌肉非咀嚼肌莫属。1986年，美国佛罗里达州的理查德·霍夫曼创下了两秒钟承受445千克咬合力的吉尼斯世界纪录。

最灵活的肌肉——舌头 舌头虽然力量不大，但它灵活无比，使人们能够说话、吃饭。成语"巧舌如簧"指人能说会道，善于狡辩，也表明了舌头的灵活。

最具稳定性的肌肉——心肌 心肌在人的一生中不断地工作，从不懈怠，不停地为身体泵血。

单块最大的肌肉——臀大肌 臀大肌有助于保持躯干直立。如果你有较强的臀肌，那会让你跳得更高，冲刺的速度更快。

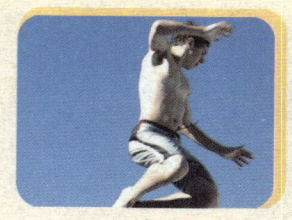

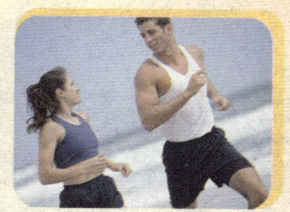

健美——肌肉的美学

　　健美是一种强调肌肉健壮与美的运动。这种运动最早起源于古希腊,最初只允许男性参加,以粗壮的脖子、发达的胸肌、粗壮的双腿为美。19世纪晚期,德国人尤金·山道首创了通过各种姿态来展示人体美,为现代健美运动发展奠定了基础,他被公认为"国际健美运动的创始人""世界上第一位健美运动员"。

　　电影《终结者》的主演阿诺德·施瓦辛格那雄健魁梧的身躯和钢铁般坚硬的肌肉,给人们留下了深刻的印象。从影之前,他就是一名健美运动员,拥有第一届"国际先生"、第五届"环球先生"(世界健美冠军)与第七届"奥林匹亚先生"的荣誉。施瓦辛格说:"要增长肌肉,你必须有无穷的意志力,你必须忍受痛苦。还有,你要用不同的方法,从不同的角度去'震撼'你的每一组肌肉,令它无法不强壮,无法不结实。不要松懈,不要懒惰,没有坚韧不拔的意志,你无法取得成功!"从此可以看出,健美不仅是肌肉健壮与美的运动,它更需要与健康、美好、坚忍的心灵相结合,只有意志坚定,才能成就健美。

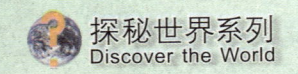

身体的软猬甲
——皮肤

我们身上哪里的皮肤最薄？

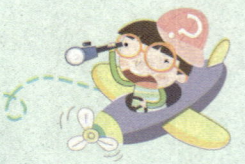

人的皮肤没有北极熊皮毛那样厚重，也没有刺猬那样尖利的武器，更没有穿山甲盔甲那样坚硬。人的皮肤光滑柔软地覆盖在人体的表面，它的总质量占人体体重的5%～15%，总面积为1.5～2平方米，与一张榻榻米差不多大。《射雕英雄传》中的黄蓉有一件刀枪不入、百毒不侵的护体神衣——软猬甲。人的皮肤虽然没有软猬甲这般强大，但它就像一件厚实的大衣把我们从头到脚包裹得严严实实，抵御着隐身在空气中的各种微生物的入侵，同时也保护着体内的器官不受到外界的刺激和伤害。

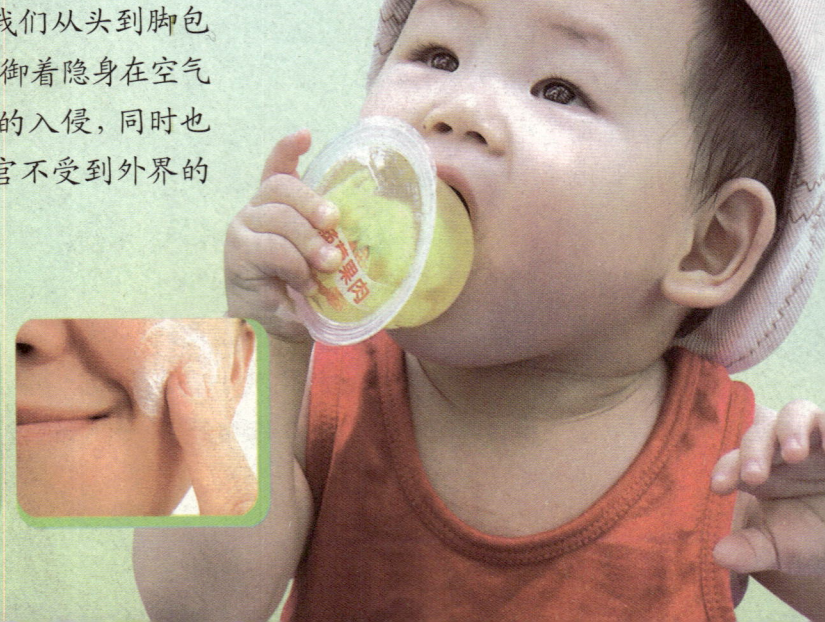

表皮——皮肤的第一道天然屏障

人体的表皮看似单薄柔弱，却内含乾坤，它共有四层保护层。

第一层：角质层

在显微镜下，皮肤表面有一层扁平的囊状物，一个叠在另一个上面，就像鱼鳞似的，这就是角质层。它像一层厚厚的铁甲能保持皮肤内含有适量的水分，同时也能起到防止细菌或病毒入侵的作用。这层角质会不断更新，当表皮细胞脱落时，随之带走了细菌和其他一些"定居"在皮肤上的物质。成人每天会脱落约10克垢，垢是螨虫最爱的食物。

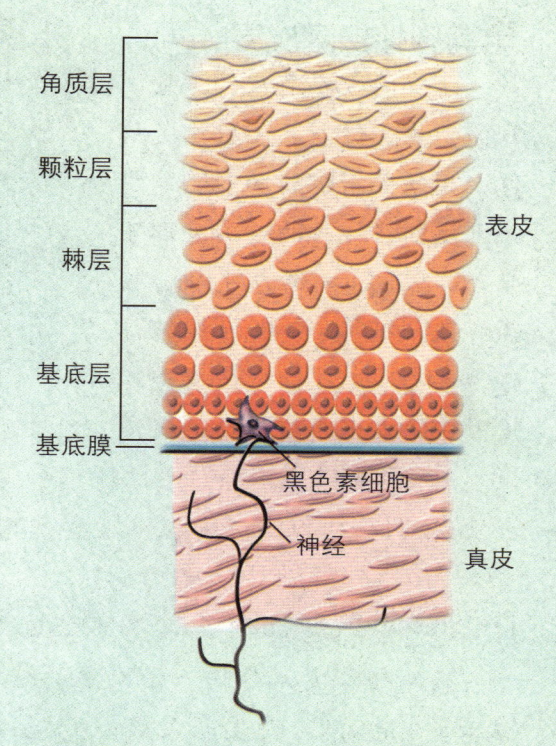

第二层：颗粒层

颗粒层就像人体的一把纯天然、全天候、全方位的太阳伞，它可防止异物的入侵，还能有效地过滤紫外线。

第三层：棘层

棘层就像外层防御材料的生产车间。人们的每一个表皮细胞在表皮的深处形成，在那里进行细胞分裂，最终形成新细胞。新细胞渐渐成熟并在表皮层里向上移动，此时新的细胞又开始形成。棘层便是生产新细胞并负责运往颗粒层和角质层的生产车间。

第四层：基底层

如果皮肤出现损伤，基底层细胞就会迅速增长修复皮肤，不留痕迹。黑色素细胞的生产基地就在这里。

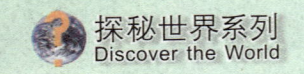

充满弹性的真皮层

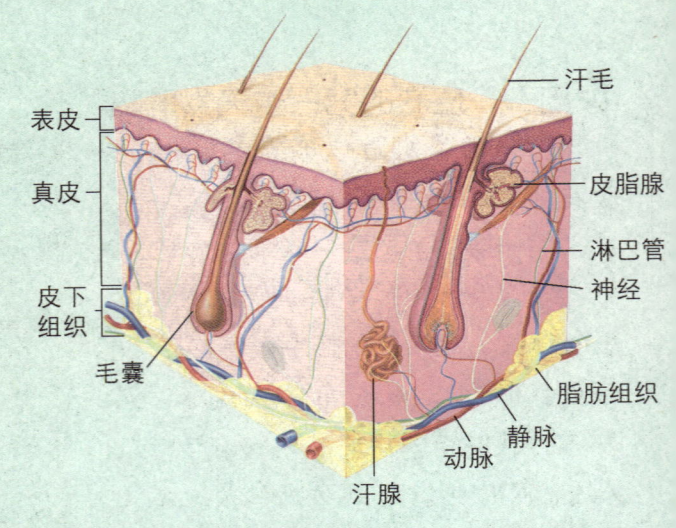

真皮隐藏在表皮的深处，默默无闻。但是，人们的皮肤这么柔软而富有弹性，就是因为真皮中驻扎着两支尽忠职守的"军队"——弹力纤维与胶原纤维，它们使皮肤能保持弹性和韧性。当人们慢慢变老，皮肤中的表皮角质层也随之慢慢萎缩，真皮内所含有的弹性纤维和胶原纤维也跟着慢慢减少，皮肤因此渐渐地失去弹性，皮肤表面的小沟和褶皱就会越来越明显，便形成了皱纹。

皮肤的天然缓冲垫——皮下组织

皮下组织是人体内一张天然的缓冲垫，它充满着脂肪细胞。脂肪细胞就像床垫中的海绵，厚实而柔软。脂肪层是储藏能量的仓库，又是隔热的良好绝缘体，同时还可以缓冲外来的冲击，保护人体内的器官。除了脂肪外，皮下组织还含有丰富的血管、淋巴细胞、神经、汗腺和毛囊。

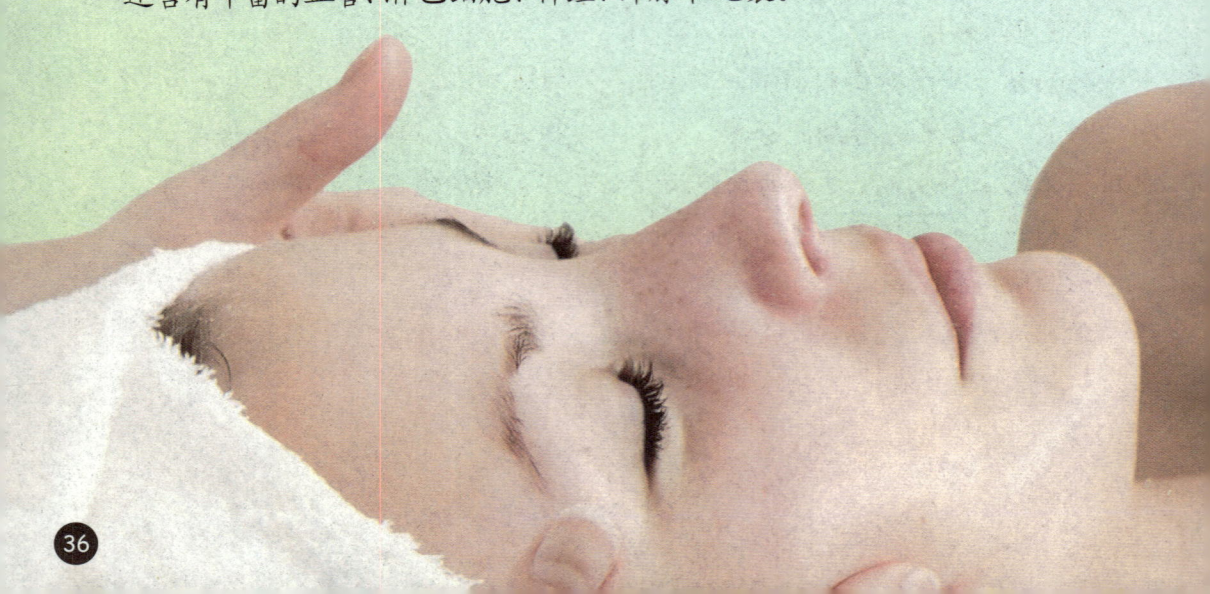

神奇人体之谜 SHENQI RENTI ZHI MI

> 为什么洗完澡后手指的皮肤有褶皱呢?

> 因为洗澡时,角质细胞会吸收水分而膨胀,变长变粗,变长变粗的地方就会形成褶皱。

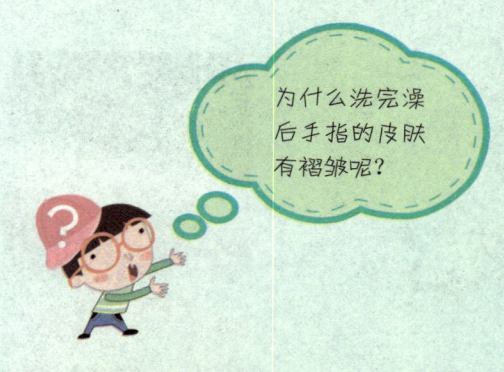

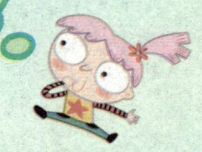

脸皮究竟有多厚

皮肤构造分为表皮、真皮、皮下组织三层。在身体的不同部位,皮肤的厚度是不同的,通常为1~4毫米。一般来说,脚底的皮肤最厚,而最薄的是眼皮处的皮肤。人的脸皮再厚也只有1~2毫米。

让人欢喜让人忧的黑色素

人们的皮肤上有一种叫黑色素的细胞。它使皮肤具有自己的颜色。皮肤里的黑色素越多,你的皮肤就越黑。黑色素的生成有助于保护皮肤免受灼伤。黑色素细胞占皮肤细胞总数的1%~2%。当黑色素分布不均匀的时候,人们的脸上就会出现小芝麻似的雀斑、晒斑等斑点,这让我们很头疼。然而,黑色素能保护肌肤避免受到紫外线的伤害。从这个意义上说,它是"好人",只是形象"差"了点。

皮肤上的排水管——汗腺

就像现代化的城市需要庞大复杂的下水道系统一样,人们的皮肤"堡垒"也需要不停地排出"污水"。这就需要皮肤"堡垒"中最大的"后勤部门"——汗腺来完成这一重要的任务。

汗腺遍布人的全身,每平方厘米的人体皮肤包含625个汗腺。汗腺不但帮助人体排出污垢,而且也发挥着为人体散热的作用。

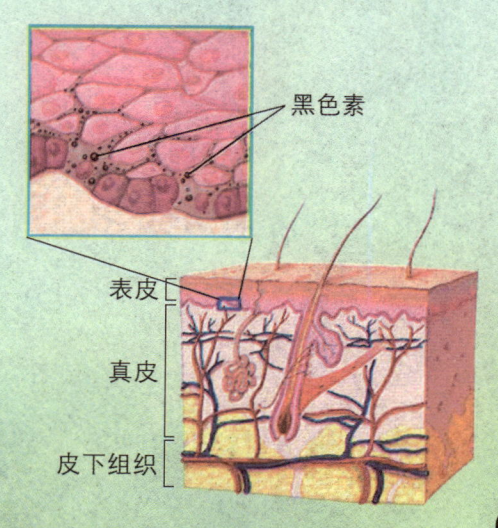

黑色素

表皮

真皮

皮下组织

哇！汗毛竖起来了

为什么我家的狗狗看到其他狗狗时，毛会竖起来呢？

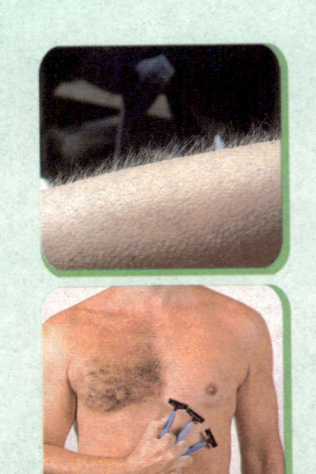

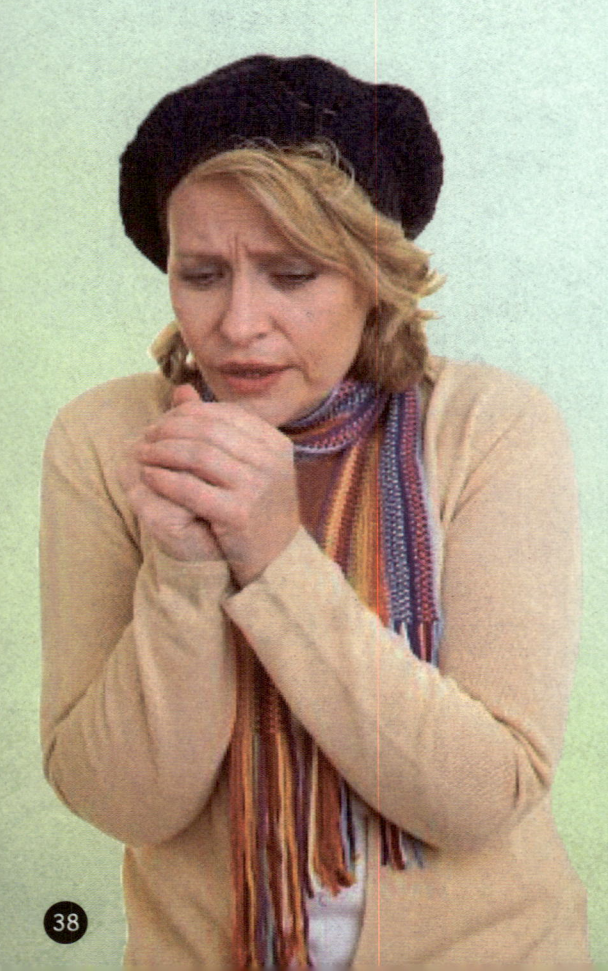

除头发、胡子以外，人体体表其余部分柔软的细毛，就称之为汗毛。当人体感到寒冷的时候，汗毛能够帮助人体保留住体内的余温；当人体感到燥热的时候，汗毛则帮忙排出汗液，使人体降温。

竖起来的汗毛

天冷的时候，人体会想尽一切办法保持体温。

汗毛竖起来，就是为了维持在皮肤附近的一层暖空气。这些竖起来的汗毛像给人们穿了一件薄薄的毛衣。事实上，这一招在其他哺乳动物身上更有效，因为它们身上的毛比人身上的汗毛多多了。

汗毛是怎么竖起来的

人们的皮肤上有许多毛孔,表皮下面的毛孔周围布满了立毛肌。当人们觉得冷或害怕的时候,立毛肌就会收缩、突起,汗毛就竖起来了。而且,立毛肌使皮肤表面出现类似于小米粒的疙瘩,看上去像鸡皮一样,被人们称为"鸡皮疙瘩"。

人们不光遇冷会竖起汗毛,有时听到刺耳的声音,看到恶心、恐怖的事物,汗毛也会竖立起来,体表会起一层"鸡皮疙瘩"。

汗毛是游泳运动员的大敌

许多游泳运动员会在比赛前把自己的汗毛都剃光,全身光溜溜的。有人说这可以提高比赛成绩。斯坦福大学游泳教练斯基普·肯尼在测试后得出结论:游泳运动员剃光全身的体毛后,在水中的游泳速度可提高2%。美国著名游泳运动员菲尔普斯和他的队友,也会在赛前刮掉体毛。

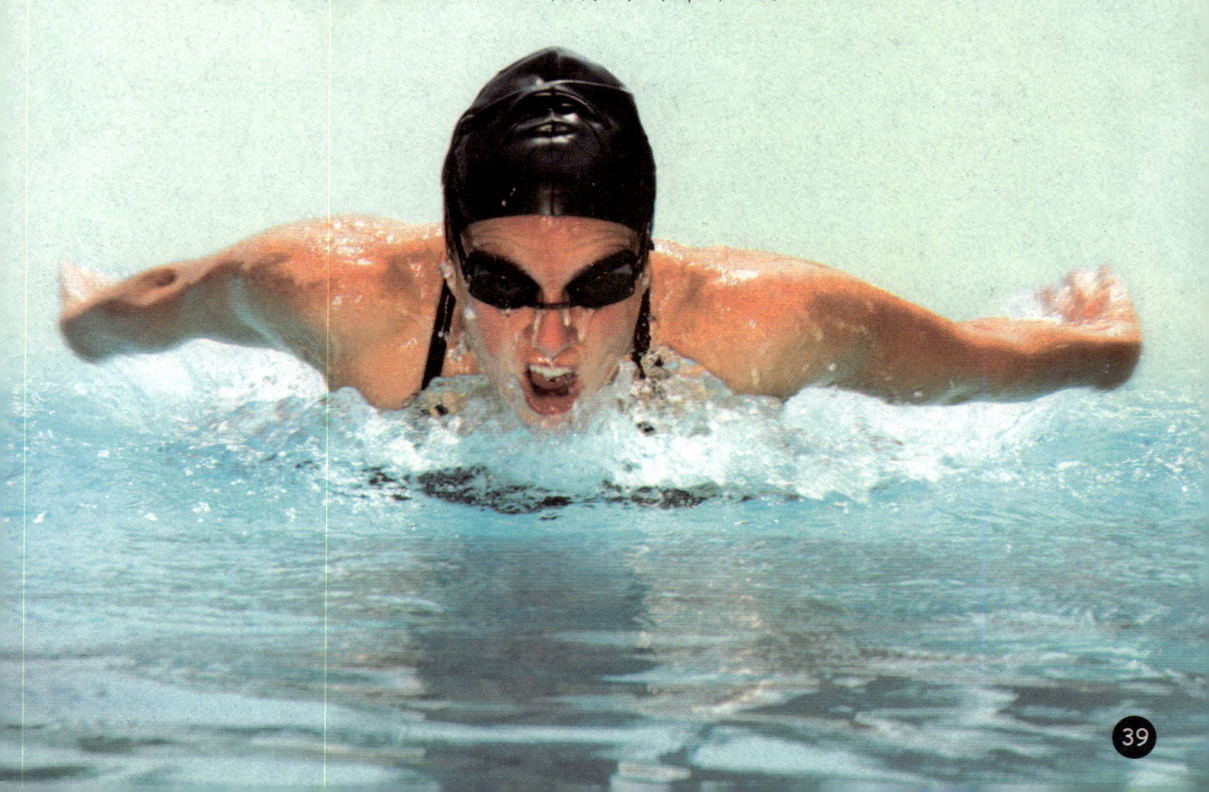

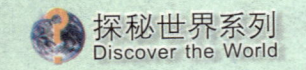

为什么每个人的汗毛不同

每个人汗毛的长度、颜色及疏密程度是不一样的。有些人的汗毛短而稀疏，有些人的汗毛长而茂密。正常情况下，汗毛的长度、颜色和疏密与种族、年龄、性别、营养、气候及情绪都有一定的关系。比如，欧洲人比亚洲人的汗毛浓密；男性的汗毛比女性的长。即使是同一个地区同一种族的人，汗毛的生长也有早晚、快慢、多少、粗细、长短及颜色深浅等区别。这些都属于正常现象，就像人有高矮胖瘦一样。

功能奇特的植物汗毛

植物的汗毛比动物的汗毛更加形式多样，丰富多彩。

植物的汗毛大多十分细小，需要我们近距离观察或用手触摸，才能发现。但是如果你小看这些汗毛，轻易去触碰，那你可能就要吃苦头了。有一种叫做蝎子草的植物，它的叶片和嫩茎上有一种蛰螯毛。如果你用手去触碰它，它会产生一种化学物质使你的手产生痛痒的感觉，就像被它"咬"了一样。

除了"自我防卫"毛，还有"防晒保温"毛。在我国西部的高海拔地区，有一种身披长长白色绵毛的怪异小草，它长得矮墩墩的，上半截像一堆棉花糖，植物学家给它取了一个形象的名字——"绵头雪兔子"。"绵头雪兔子"身上的白色绵毛是由死去的细胞组成的，细胞中的生命物质都已经消失，取而代之的是纯净的空气。在晴朗的白天，白色的绵毛具有很强的反光作用，保护植物不被阳光灼伤；在寒冷的夜晚，这些细胞中空的绵毛就像羽绒服一样，有效地保持着植物的体温。

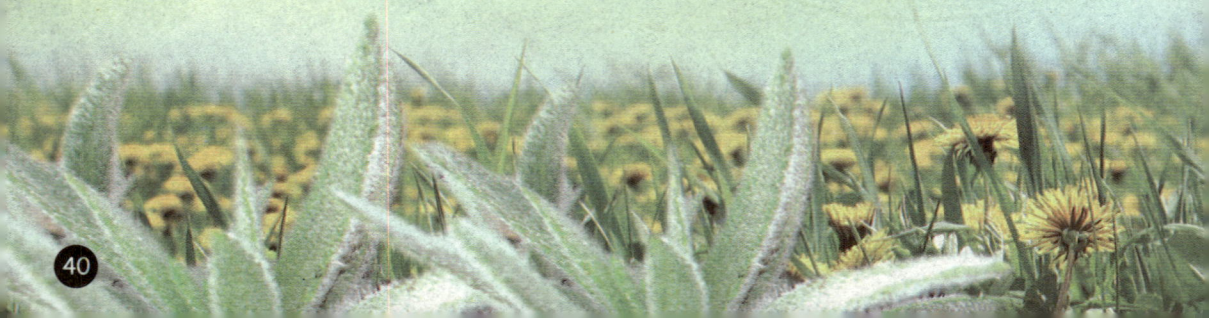

我看到有些人的脸上长着又粗、又黑、又密的汗毛。这是为什么呢？

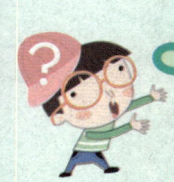

这些人有可能患上了多毛症。多毛症是指汗毛密度增加，超过正常的生理范围，一般表现为面部、腋下、腹、背及四肢的体毛明显增多、增长、增粗、变黑。

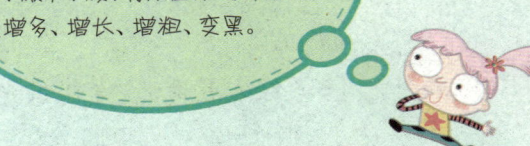

动物会竖起自己的毛吗

满身长毛的动物们一般都在寒冷的环境中将自己的软毛竖立起来，使软毛蓬松起来，保暖防寒。有时，动物也会有意识地竖起它们的毛，这可不是对寒冷的简单反应，而是为了让自己显得更大，希望这样可以吓跑对手。

要是你在路上看到猫和狗突然竖起了毛，那表示它们已进入了备战状态，你可以选择观战，也可以马上离开，以免被它们抓伤！

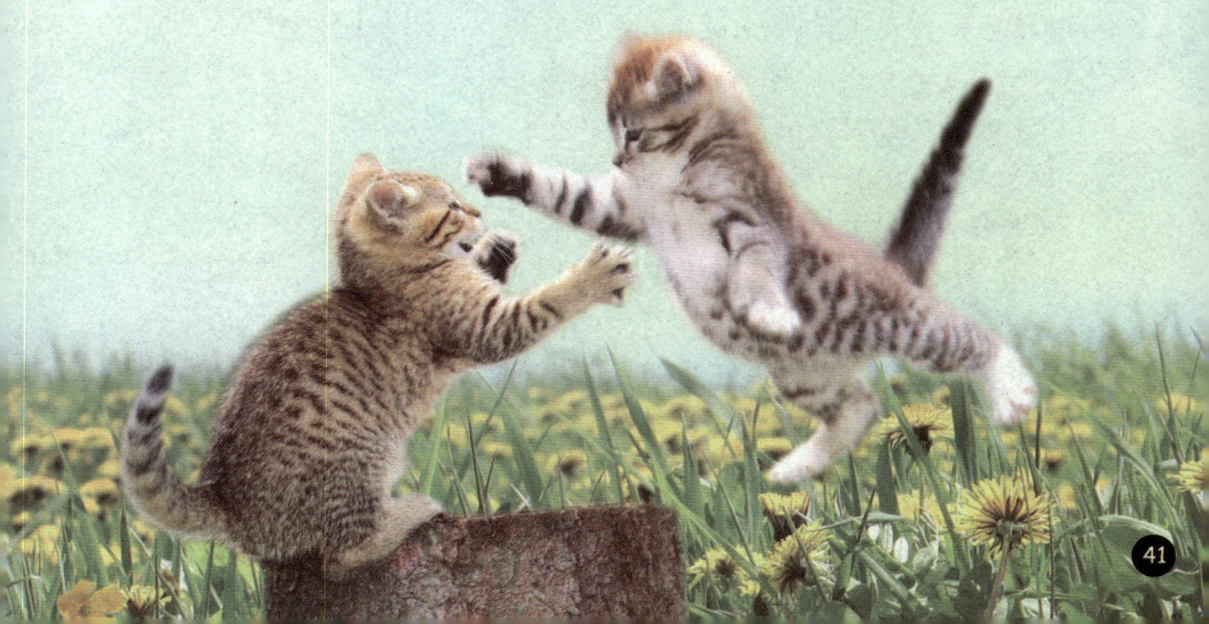

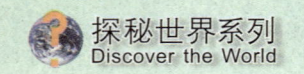

三千烦恼丝的秘密

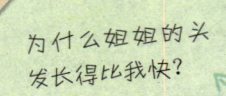

为什么姐姐的头发长得比我快?

《孝经》有云:"身体发肤,受之父母,不敢毁伤。"在中国古代,人们对头发非常看重,修剪下来的头发、胡须从不乱扔,而是小心翼翼地收集起来将其带进坟墓。

头发的一生

头发生长在毛囊底部的毛乳头上,正常情况下,头发每天会生长大约0.3毫米,3天生长1毫米左右。头发跟人一样,也分少年期、青年期和老年期,也会"死亡"。但是头发不会一次掉光,也不会在一夜之间生长出来。一根头发大概生长3～4年后才到"老年期",最久可达6年,这时它就会停止生长,然后慢慢脱落。但是,过不了多久,掉了头发的毛乳头上又会长出新的头发来。对正常人来说,平均每天掉50～100根头发是正常的。

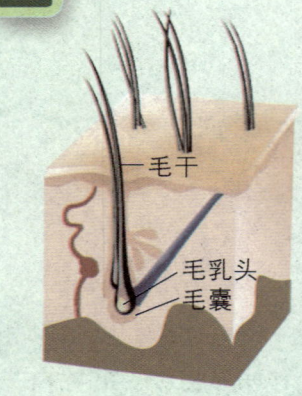

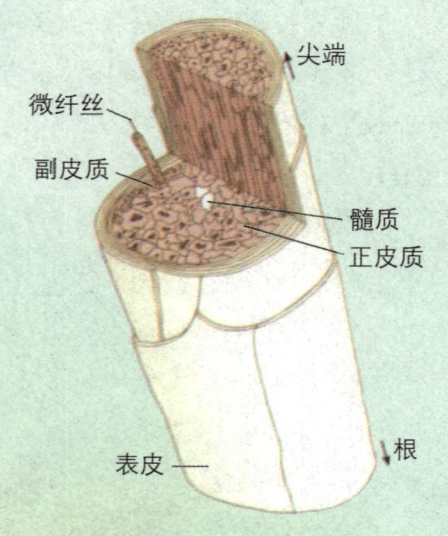

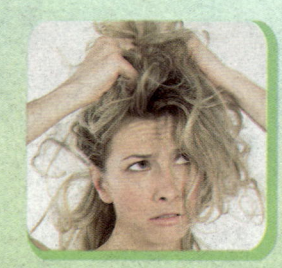

强韧的头发

　　头发大多是由蛋白质组成的，但它并不像人们想象的那样脆弱，头发其实非常强韧。一个正常人所有的头发可以承受5000千克的物体，相当于一头大象的体重。而且，头发专家研究发现，中国人的头发是世界上较强韧的头发之一。中国人平均一根头发的承重力是100克，比欧洲人多20克，比非洲人多40克。如果把一个中国人的头发全加起来，它的承重力可以达到12吨。

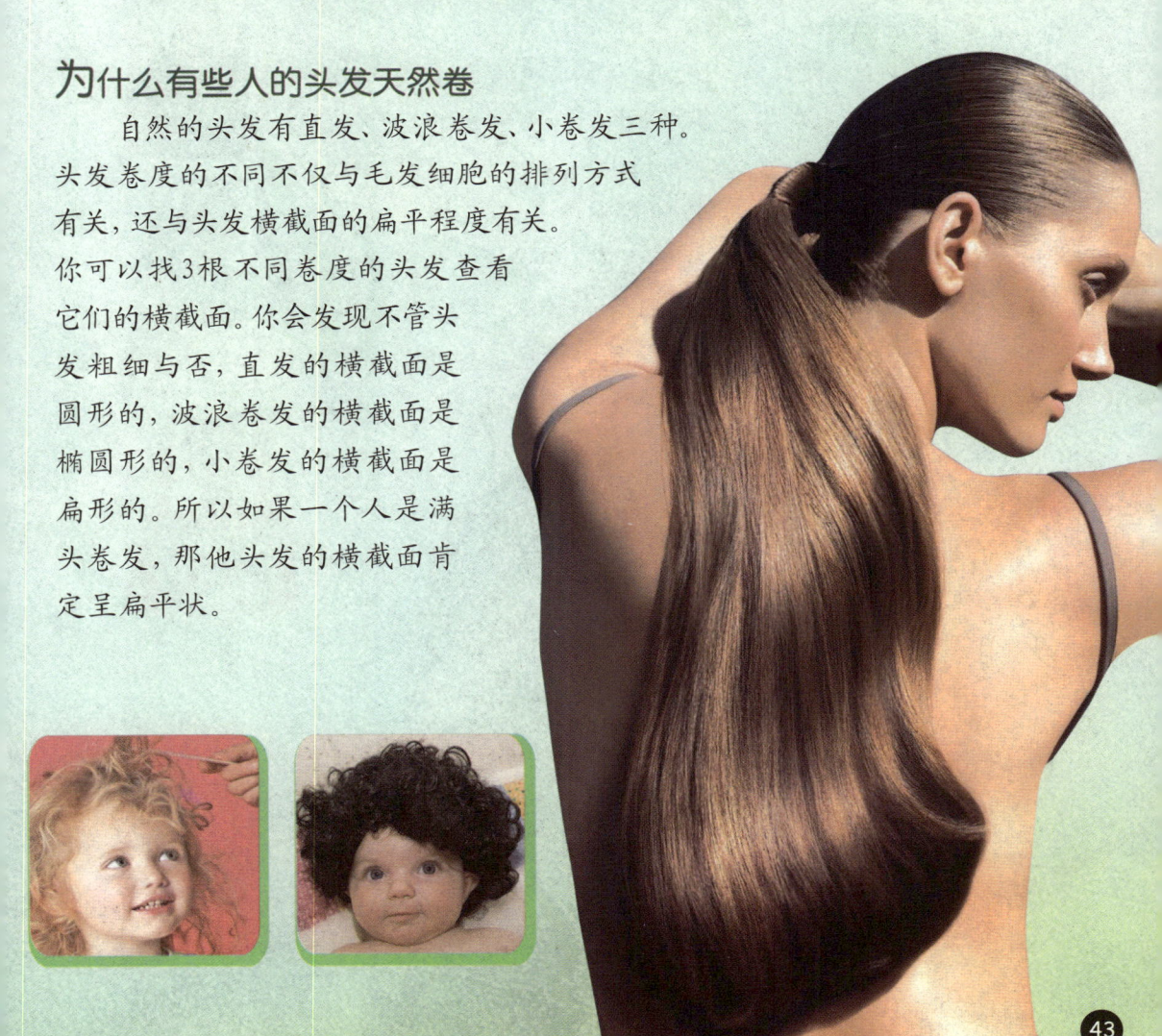

为什么有些人的头发天然卷

　　自然的头发有直发、波浪卷发、小卷发三种。头发卷度的不同不仅与毛发细胞的排列方式有关，还与头发横截面的扁平程度有关。你可以找3根不同卷度的头发查看它们的横截面。你会发现不管头发粗细与否，直发的横截面是圆形的，波浪卷发的横截面是椭圆形的，小卷发的横截面是扁形的。所以如果一个人是满头卷发，那他头发的横截面肯定呈扁平状。

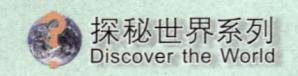

探秘世界系列
Discover the World

五彩缤纷的头发

由于种族和地区的不同，人们的头发有黑色、金黄色、红褐色、红棕色、淡黄色、灰白色，甚至还有绿色和红色的。自然状态下，头发的颜色是与头发里所含的金属元素相关的。黑色的头发里含有铜、铁和黑色素，灰白色的头发里的镍含量多，绿色的头发则含有过多的铜。

除了自然的颜色，人们还可以通过植物染发和化学染发，将头发染成各种颜色。人类染发的历史非常悠久，最早可以追溯到古埃及时期，当时的妇女们用指甲花叶制作的粉末以及其他植物提取物和金属化合物来改变发色。现今，染发已经成为时尚，人们为了配合服饰和妆容，显示自己的个性，将自己的头发染成各种颜色。不过化学染发污染严重，对身体有一定的危害性。所以，染发的间隔时间最好为3～6个月。

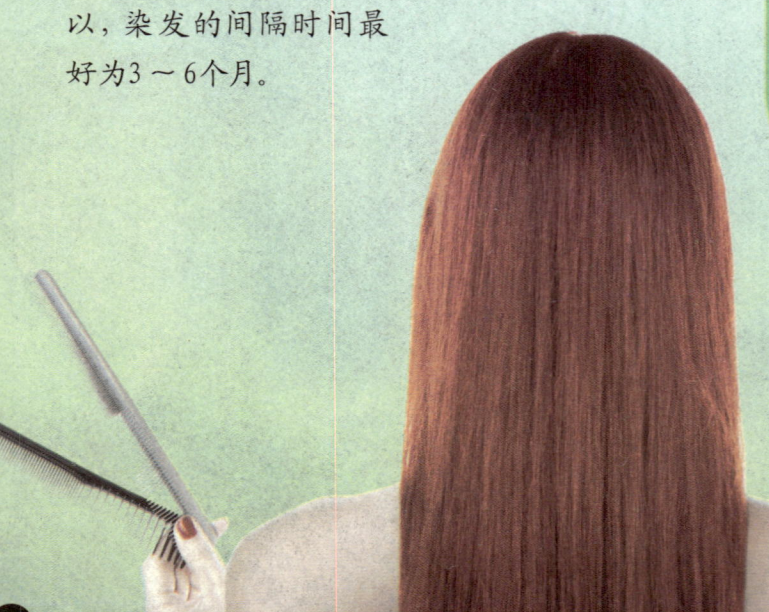

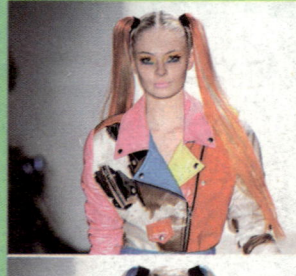

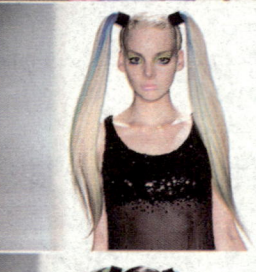

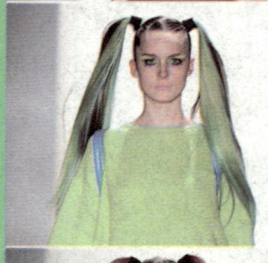

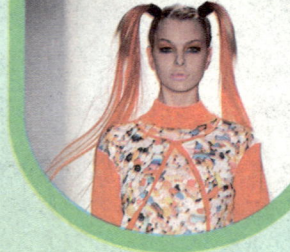

神通广大的假发

小小的假发似乎并不那么起眼，但是它可以为人们遮掩缺点或锦上添花，是人们生活中常见的装饰物。也许正因为如此，假发很早以前就活跃在世界各地的历史舞台上。

在亚洲，中国、朝鲜、日本很早就出现了假发。起初，假发是上层社会女性的饰物，目的是使头发看上去更浓密，并能做出造型别致的发髻。到了西周时期，假发已被写入《周礼》，其中把假发细分成很多种，并确定了假发的发型与发饰。至今，人们还能在戏剧中看到古代假发的样子。

在非洲，古埃及是世界上最早使用假发的国家，早在4000多年前那里的人就开始使用假发。当时的古埃及人不论贫富、地位、性别，都把头发与胡子剃光，戴上假发、假胡子。考古学家还发现了不少古埃及假发工场的遗迹，可见假发在古埃及是多么的流行。

欧洲的假发是由古埃及传入的。在英国，假发是大律师和法官的标志性法庭佩饰。

人大概有多少根头发？

大约有10万根头发。

探秘世界系列
Discover the World

勤奋工作的血泵
——心脏

小孩的心脏为什么比大人的心脏跳得快呢？

比干是中国历史上著名的忠臣，他因为誓死直谏被商纣王处以剜心之刑。民间传说，比干在被剜心之后并没有死去，他纵马飞驰了好几里路，忽然听见一个妇人在叫卖无心菜。比干就问那位妇人："菜无心可以活，人若无心如何？"妇人回答说："菜无心能活，人若无心即死。"比干听后，口吐鲜血，坠马而亡。

确实，人若无心就会死亡，心脏是人关乎生命的重要器官。人们经常用心脏来比喻重要的地方以及表达珍爱的程度，比如，"德国位于欧洲的心脏地带"和"心头肉""心肝宝贝"等。

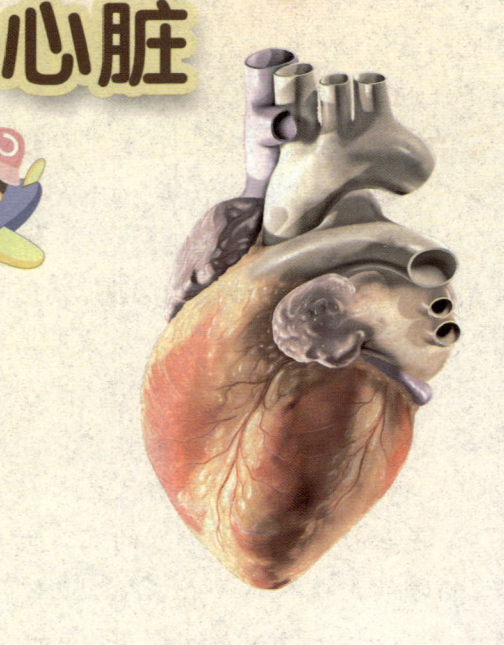

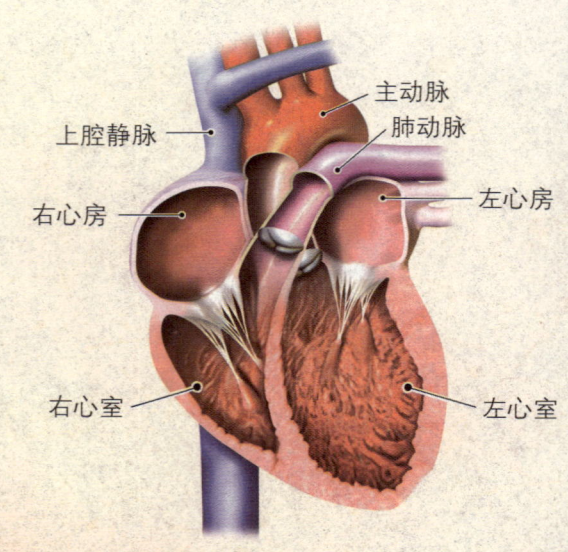

主动脉
肺动脉
上腔静脉
左心房
右心房
右心室
左心室

神奇人体之谜 SHENQI RENTI ZHI MI

人体的血泵——心脏

心脏一般位于胸腔中部偏左，它是人体循环系统中至关重要的器官。心脏的内部是中空的，里面有四个小空间：左心房、左心室、右心房、右心室。右心房接纳来自静脉含有较多二氧化碳的回心血，左心室则将含有较多氧气及养料的离心血打入动脉。

心脏每时每刻都在胸腔里"扑通扑通"地跳动，每一次跳动都将富含氧气的血液泵入动脉血管输送到全身各处，给全身提供能量，就像一个血泵。心脏每跳动一下，就会泵血60～70毫升，1小时可达286千克，24小时约为6520千克。

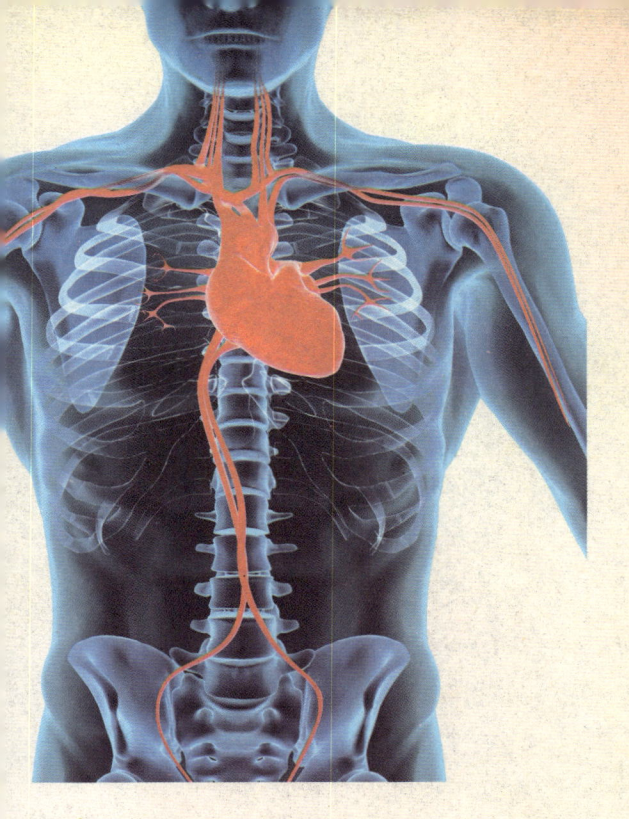

心脏每分钟跳多少次

一般来说，成年人的心脏每分钟跳动60～100次。而儿童的新陈代谢旺盛，肺的容量比较小，呼吸比较快，为了获得更多的氧气和能量，心跳次数会比大人们的多一些，可以达到每分钟120～150次。

我们怎样才能知道自己的心脏有多大？

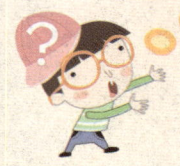

方法很简单：握紧你的拳头，心脏就比你握紧的拳头稍微大一点。

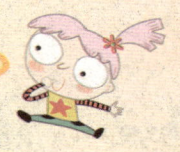

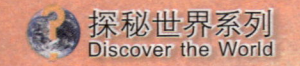

勤奋工作的心脏

心脏是全身最勤奋的器官,它不受大脑的控制。在人的一生中,它从不间断地跳动,就算人们在睡觉休息时它依旧在勤奋地工作。心脏在人们睡眠的8个小时内所做的功,相当于把一辆小汽车推举到2米以上的高度。一颗跳动65年的心脏,它的活动量相当于一个人背着3000千克的重物登上珠穆朗玛峰的活动量。如果人生以70岁来计算,一生中心跳的次数就超过了25亿次。

运动员的心脏

人在休息的时候,心脏每分钟跳动60~80次。一旦人运动,心跳就会加快。而运动员一般都要进行长时间的运动,他们的心脏已经习惯了高强度的运动。所以运动员在休息的时候,心脏每分钟只需要跳动40~50次,而在运动时,他们的心脏比普通人跳动得快多了。

心脏会自我修复吗

目前,人类因为疾病而受损的心脏,还没有自我修复的能力。但是,科学家们发现,一些鱼类和两栖动物的心脏受损后可以再生出一个新的心脏。哺乳动物新生幼仔的心脏也可以自我修复。研究人员将刚出生一周的小老鼠15%的心脏切除,结果发现,在三个星期内,小老鼠受损的心脏重新完好如初,其外观和功能与正常心脏无异。也许在不久的将来,人类的心脏在某些药物的帮助下也可以自行修复。

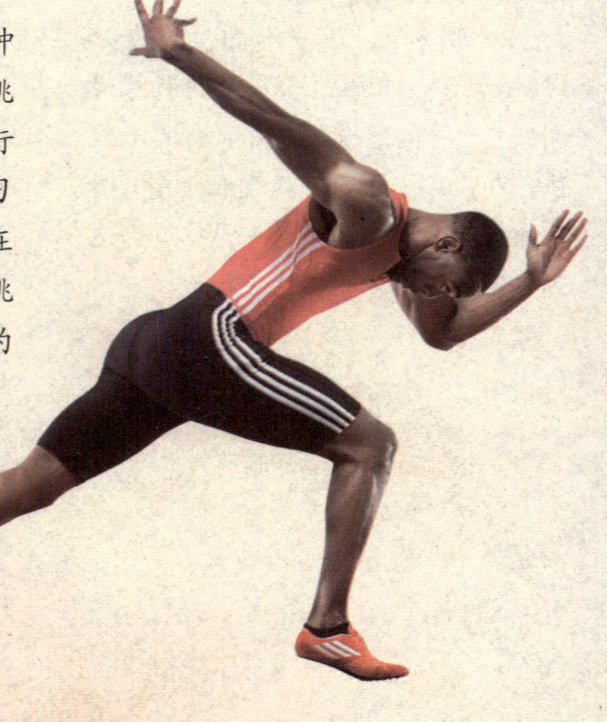

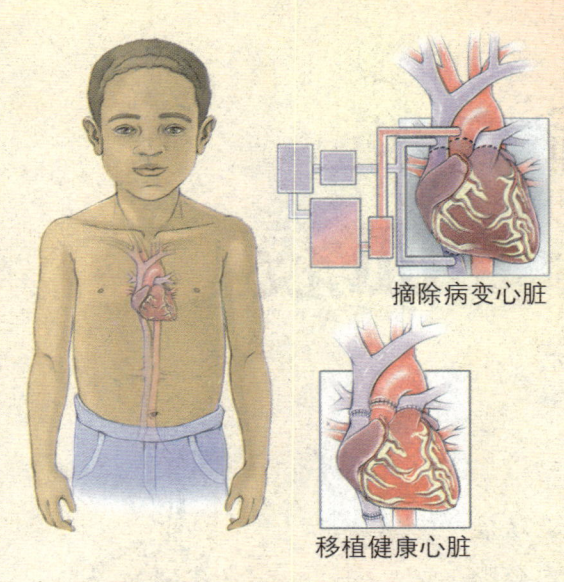

神奇人体之谜 SHENQI RENTI ZHI MI

摘除病变心脏

移植健康心脏

人工心脏起搏器

人类第一台起搏器是由美国胸科医生海曼于1932年设计制作的。它是一台由发条驱动的电脉冲发生器。这台心脏起搏器毁于第二次世界大战的战火中。但是，海曼医生的这一创举足以证明，对心脏一些部位进行电刺激可以使心肌有效地除极，奠定了心脏起搏理论与实践基础。1958年10月15日，在瑞典的斯德哥尔摩的一家医院，胸外科医生埃克森宁植入了世界首例全埋藏式人工心脏起搏器。

人工心脏起搏器就像一个人造的发动机，能代替心脏的起搏点，使心脏按照正常的节律跳动起来。它的出现是心脏疾病患者的福音，也成为心动过缓治疗的唯一有效方法。

心脏的再生
——心脏移植手术

虽然在古代西方神话和古代中国神话的传说中都有提到心脏移植，但直至20世纪初，法国人A.卡雷尔通过许多富有想象力的实验，才证明了心脏能够被移植，并且在新的宿主体内可以恢复功能。1967年12月，首例人心移植手术才在南非的开普敦实施。当时心脏移植的存活率非常低，仅为15%。

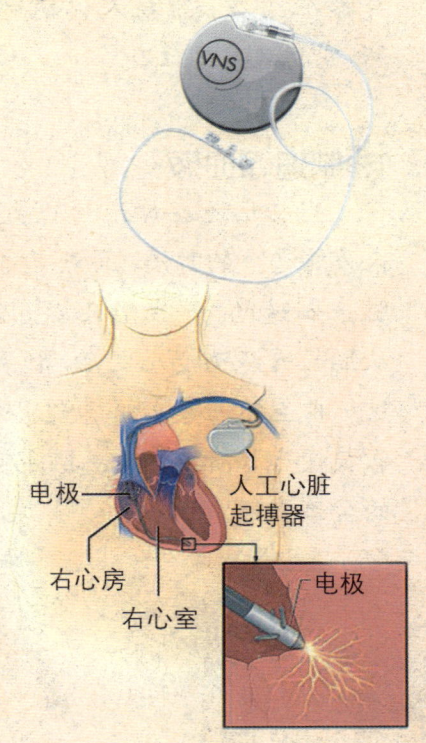

电极　　人工心脏起搏器
右心房
右心室　　电极

奔腾的生命之水
——血液

血液从哪里来？

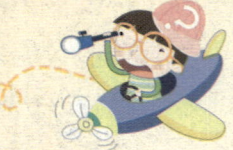

人体内有一股源源不断的流动液体，它随着心脏的跳动在人的体内奔腾不息，将人体所需的各种物质传送至全身各个组织，维持人体内部环境的平衡。它的名字叫血液。

谁制造了血液

当胎儿还在母亲的肚子里，骨骼还未发育完全的时候，血液是通过肝和脾脏来制造的。一旦胎儿发育完全，成功从胎儿升级为婴儿之后，肝和脾就会把这一神圣的任务交给骨髓。从此以后，骨髓便代替肝和脾脏，担负起制造血液的全部责任。

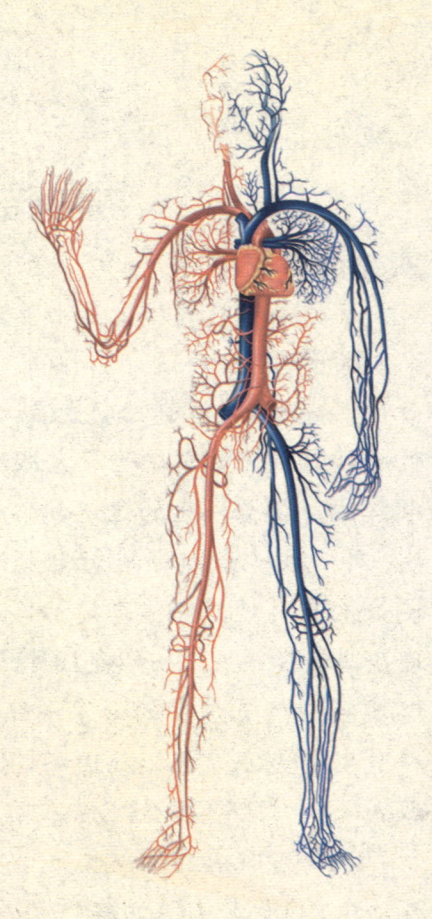

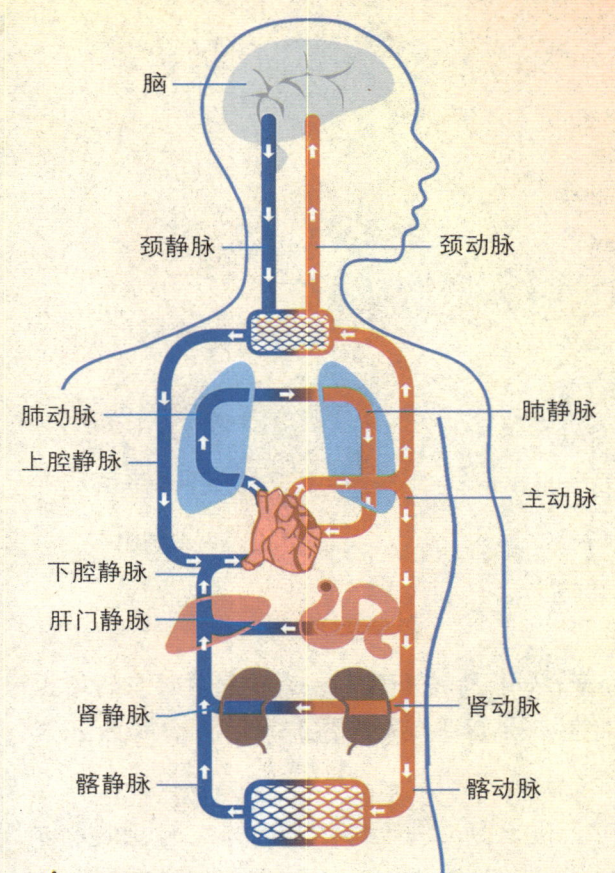

神奇人体之谜 SHENQI RENTI ZHI MI

脑
颈静脉
颈动脉
肺动脉
肺静脉
上腔静脉
主动脉
下腔静脉
肝门静脉
肾静脉
肾动脉
髂静脉
髂动脉

血液在人体中的流动路线

血液从心脏出发，将进入肺部的氧气运输到人体的各个组织，并把各个组织产生的二氧化碳送到肺部，通过呼吸系统排出体外。同时，血液还要把各种营养物质送去各个器官和组织细胞，并且将各个组织所产生的"废物"，通过肾以及皮肤上的毛孔排出体外。而净化过的血液又继续回到心脏，周而复始，一刻不停地维护着生命的平衡。

人有多少条血管

如果把人体比喻成一座大楼，那么血管就像一栋大楼的走廊，穿过人体内所有的组织，布满全身的各个角落。少部分血管有人的大拇指那么粗，但大多数血管比头发丝还要细得多。血管包括动脉血管、静脉血管和毛细血管。成年人的血管总共有1000多亿条。如果把体内所有的动脉、毛细血管和静脉首尾相连，几乎有100000千米长，而地球的赤道大约为40000千米，也就是说，人体血管连接起来的长度足以绕地球赤道两周半。

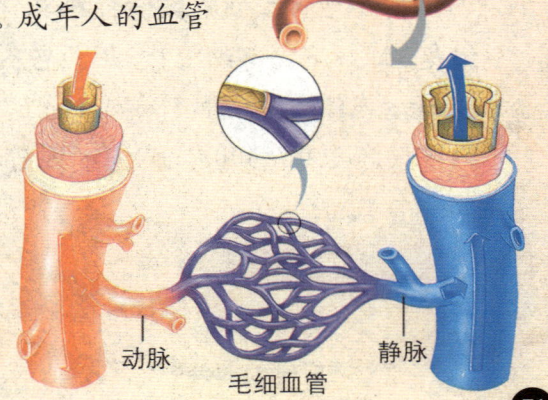

动脉　毛细血管　静脉

血液中的成员

营养传送带——血浆 如果将血液注入试管中并静置一段时间，血液就会分成上、下两层：上层是透明、微黄色的液体，叫做血浆，是血液的液体部分；下层则是一层暗红色的物质，是血细胞的混合物。血液将营养物质从身体的一个部位运输到另一个部位。大多数的物质溶解后在血浆里运输，这部分溶解物质占血浆的10%，其余的90%是水。

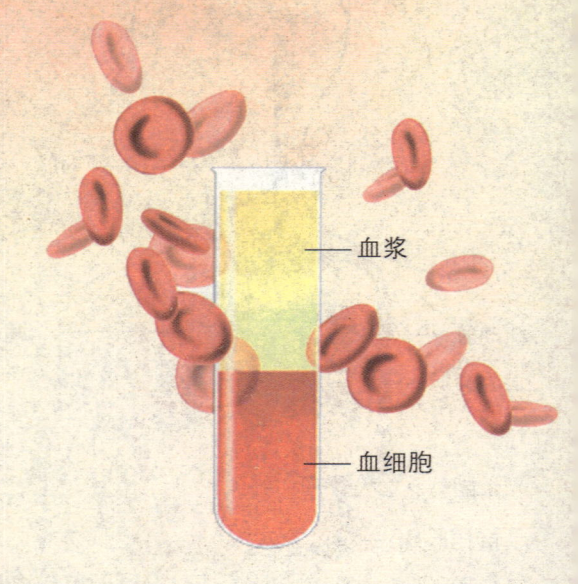

血浆中含有经过分解的营养分子，如葡萄糖和脂肪，还有身体所需的维生素和无机盐。血浆就像机场托运行李的传送带，运载血细胞、运输营养物质及废弃物到人体的各个车间。

最勤劳的运输员——红细胞 血液之所以呈红色，是因为人的血液中有一种红细胞，这种细胞里有红色含铁的血红蛋白。这是一种含铁的蛋白质，能携带氧分子。当血红蛋白和氧结合，细胞变成鲜红色；与氧分离后，细胞呈现暗红色。血红蛋白在肺部获取氧，然后随血液流动，在身体其他部位的毛细血管将氧气释放。若没有红细胞，人体就不能利用氧气呼吸。

血液里的红细胞数量特别多，很小的一滴血液里就有几百万个红细胞。但是，红细胞没有细胞核，因此它不能存活很长时间。红细胞的生命大约只有120天，人体内每一秒钟都有20亿个红细胞死去。但在其短暂的一生中，红细胞要巡回全身75000次。它们永远都在不停地奔跑忙碌，是最勤劳的运输员。

神奇人体之谜 SHENQI RENTI ZHI MI

顽强的灭菌战士——白细胞 白细胞俨然是个强有力的免疫细胞。当我们的皮肤被割伤后,伤口就会红肿、发热,这就是白细胞跑去同细菌战斗的结果。当胃、肠道等的内膜上有细菌入侵时,原本待在血管中的白细胞们就会变魔术似的变得很小很小,然后钻出血管,去包围细菌,将它们一举歼灭。白细胞的数量要比红细胞少得多。一滴血里有1万多个白细胞,它的个头比红细胞大很多,寿命也比红细胞长。大多数白细胞能存活数月甚至数年。

凝血小战士——血小板 血小板其实不是完整的细胞,它们是一小片没有细胞核的细胞碎片。血小板的寿命平均为7～14天。当你受伤流血时,血小板就会成群结队地在数秒钟内奋不顾身地扑上去。它和血液中的其他凝血因子在破损的血管壁上聚集成团,形成血栓,堵住流血的伤口和血管以止血,然后逐渐凝结成一道暗红色的"墙",这就是痂。结痂并不代表伤口已经完全康复。在痂的下面仍在继续着修复损伤血管和皮肤细胞新生的大工程。在这些工程进行期间,痂负责保护皮肤不受外界有害病菌的侵扰。所以,在痂自动脱落以前,最好不要去揭它,以免将新生的娇嫩皮肤扯裂。

> 人们的血液是红的,为什么血管是青色的?

> 暗红色的血液被黄色的皮肤覆盖,看起来是青色的。

神奇的血液编码
——血型

> 妈妈是A型血，爸爸是AB型血，我是什么血型呢？

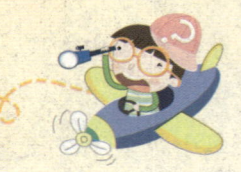

血液和一般事物一样也有自己的类别，这就是血型。

1901年，奥地利细菌学家卡尔·兰德施泰纳发现健康人的血清对不同人类个体的红细胞有凝聚作用。如果把取自不同人的血清和红细胞成对混合，可以分为A、B、O三个组。后来，他的学生又发现了第四组，即AB组。

为什么不能给血型不合的人输血

一个人失血过多时，就需要输血。通过输血，可以挽救一个人的生命。然而，输入的血液如果与病人的血型不相配，就会发生凝血反应，危害病人的生命安全。早期的输血大多数都失败了，但没人知道原因。直到19世纪，卡尔·兰德施泰纳试着将许多人的血液样本混合后发现，有时两种血液样本能完全混合在一起，而有时红细胞却会凝结成一团，这种血液凝结的现象解释了输血失败的原因。如果血液在身体里结块，就会阻塞毛细血管而致死。

而O型血的血清对A、B这两种抗原都会产生抗体，因此O型血的人是"万能输血者"，可以输给任何血型的人。但令人遗憾的是，博爱的O型血的人却只能接受O型血液。这一重要发现对输血的安全性和外科手术的成功产生了巨大影响，为此卡尔·兰德施泰纳获得了1930年的诺贝尔生理学或医学奖。

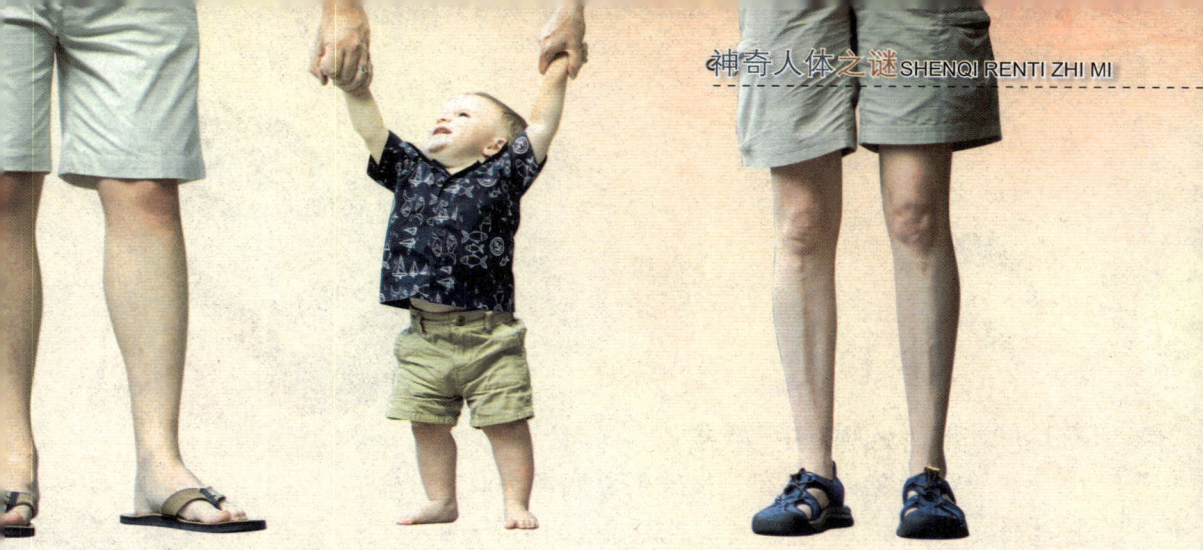

血型还有遗传性

人们拥有的血型取决于父母的血型。如果妈妈的血型为A型，爸爸的血型为B型，那么你的血型可以是A型、B型，也可以是O型、AB型。

爸爸与妈妈的血型	我可能有的血型	我不可能有的血型
A型+A型	A型、O型	AB型、B型
A型+B型	A型、B型、O型、AB型	无
A型+AB型	A型、B型、AB型	O型
A型+O型	A型、O型	B型、AB型
B型+B型	B型、O型	A型、AB型
B型+AB型	A型、B型、AB型	O型
B型+O型	B型、O型	A型、AB型
AB型+AB型	A型、B型、AB型	O型
AB型+O型	A型、B型	AB型、O型
O型+O型	O型	A型、B型、AB型

探秘世界系列
Discover the World

献血有害吗?

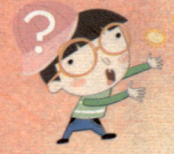

用动物血给人输血的结果

17世纪的英国,曾有一位医生尝试用羊血为生命垂危的病人输血,竟奇迹般地挽救了他的生命。然而,那时的人们缺乏输血知识,并不知道血型的差异会有怎样的恶果,于是纷纷效仿,结果导致许多人因为这种糟糕的输血方式而丢了性命。

动物也有血型

过去,人们认为只有人才有血型,其实不然,现在已知狗、鸡和许多动物都有血型系统。如生长在美国缅因海湾的角鲨有4种血型,大马哈鱼至少有8种血型。再如家畜也有血型,马有4种,牛有3种,猪也有4种。黑猩猩有O型或A型两种血型,猩猩只有B型,大猩猩有B型也有A型,长臂猿的血型有A型、B型及AB型。

一次献血量在500毫升以内,不会影响人体的循环血量及其他功能,因为人体可以通过骨髓造血及时补充血液。

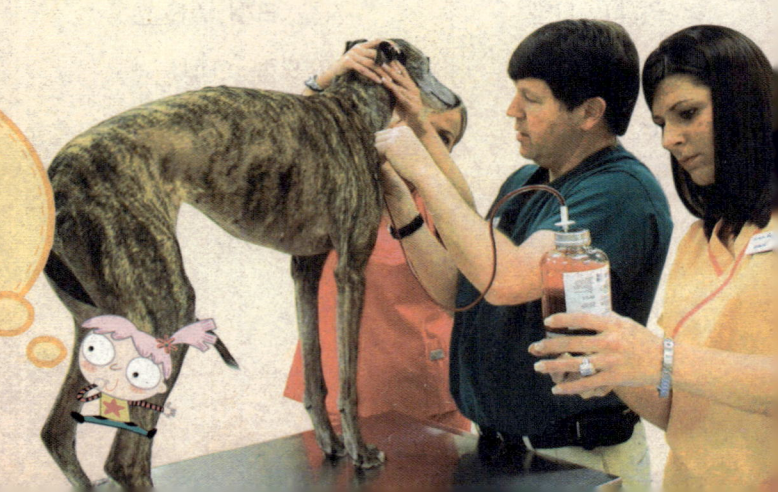

56

亲子鉴定古代版——滴血认亲

"滴血认亲"是古代验证血亲的重要方法,最早出现于三国时代,被古代人奉为圭臬。宋代著名的法医宋慈所著的《洗冤录》中,也记载过将子女的血液滴在父母的尸骨上,以血液能否渗入骨中来认定亲子关系的案例。

《南史》中曾有记载,南朝梁武帝萧衍之子萧综的母亲吴淑媛,原是东昏侯的妃子,美若天仙,又能歌善舞。后来被武帝看中,选入宫中,她七个月便生下了萧综。大家都怀疑萧综非武帝亲生,而是东昏侯的儿子。萧综长大以后,自己也怀疑,就挖开东昏侯的坟墓,取出尸骨,将自己的血液滴在尸骨上,血立即渗入尸骨中。萧综半信半疑,谨慎起见,他又杀了自己的一个亲生儿子,把自己的血滴在儿子的尸骨上,发现血液仍能渗入骨中,这下萧综深信不疑。后来,萧综投奔北魏,改名萧缵,宣布为东昏侯服丧三年。

萧综到底是不是梁武帝的儿子,无从考证。但是,按现代医学的观点分析,这种滴血认亲的方法缺乏科学性。骨髓不管保存在露天,还是埋在土里,它的软组织都会腐败,然后溶解消失。于是,毛发、指甲、趾甲全部脱落,只剩下一堆白骨。没有皮肉保护,骨骼表面就会腐蚀发酥,血也好,水也好,尿也好,都能滴入。

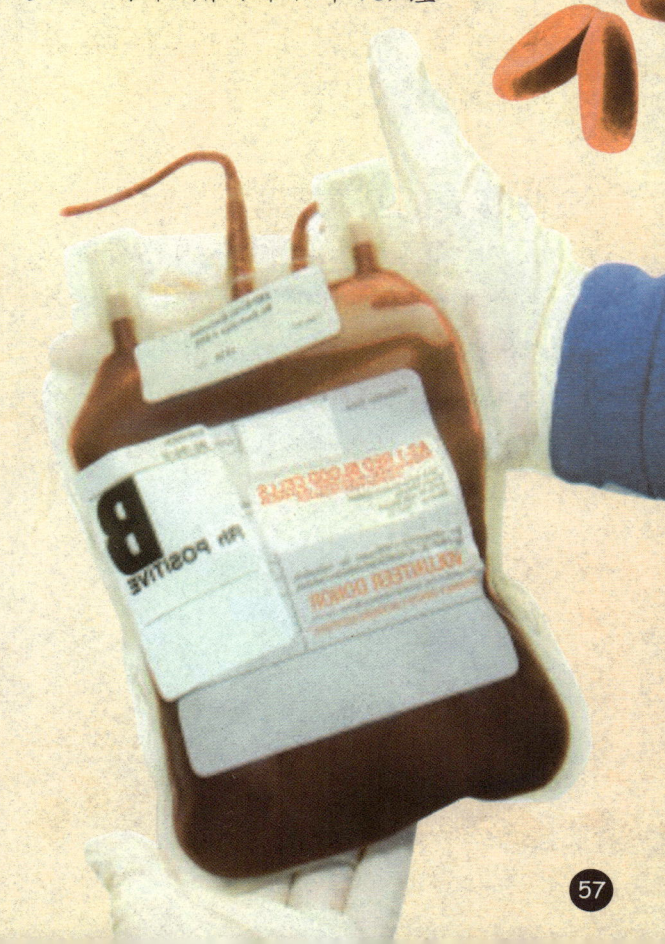

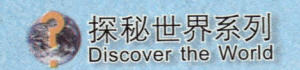

人人都离不开呼吸

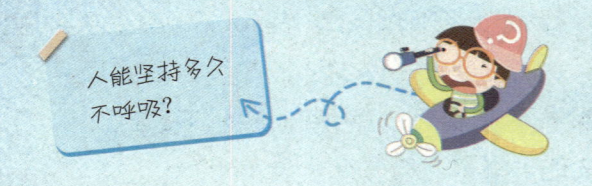

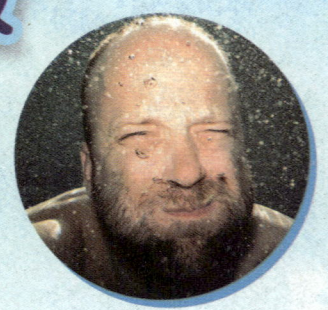

人能坚持多久不呼吸？

生活在地球上的生物都需要呼吸才能生存。通过呼吸，生物获得了生存所必需的能量。

呼吸真的很重要吗

一个正常人没有食物可以存活大半个月，没有水可以活3天。但是，如果1分钟没有呼吸，人就会憋得慌；5分钟不呼吸，就会造成人体某些器官的衰竭；10分钟不呼吸，人就会死亡。

不过有些人通过锻炼，可以提高自己的心肺功能，增加血液的含氧量，可以比常人多憋气一些时间。2009年11月26日，意大利人吉安鲁卡·吉诺尼就成功地在水中憋气18分3秒69，刷新了当时的吉尼斯世界纪录。不过，对于正常人来说，长时间缺氧对人体的损伤非常大，还会造成智力下降，甚至危及生命，是一件非常危险的事情。

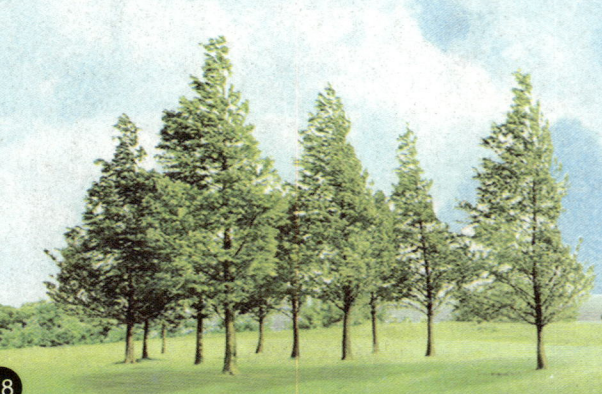

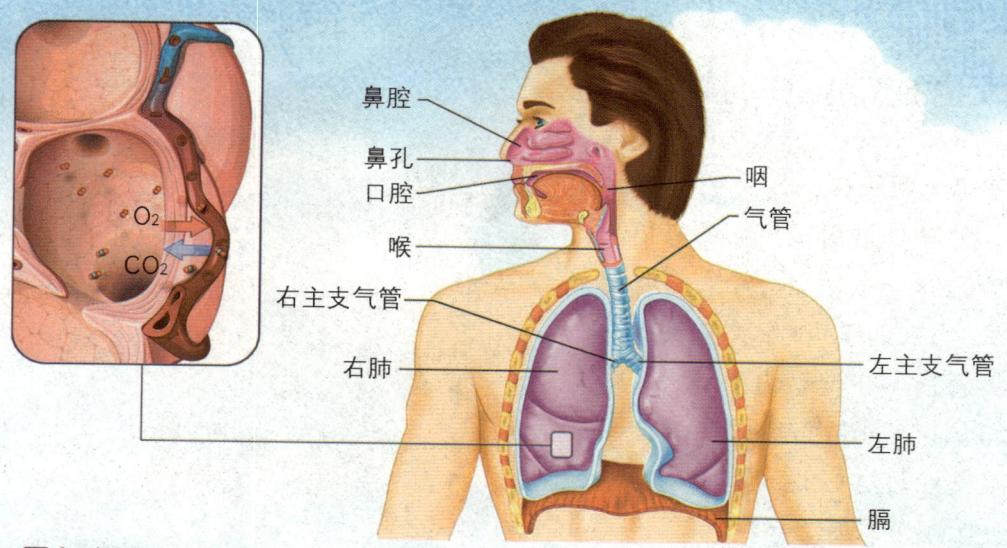

神奇人体之谜 SHENQI RENTI ZHI MI

鼻腔
鼻孔
口腔
喉
右主支气管
右肺
咽
气管
左主支气管
左肺
膈

O_2
CO_2

人是怎样呼吸的

    人体的呼吸系统包括鼻、嘴、咽、气管、支气管、肺等。其中,最重要的器官是肺,肺就像两个口袋。人们吸气的时候,空气经过鼻、气管等进入肺,这时的肺就像个鼓鼓的口袋,空气中的氧气通过肺,进入血液;呼气时,人们将二氧化碳排出肺部。一个成人每分钟呼吸16～18次,一天吸入的空气约15立方米;而一个5岁的孩子,每天吸入的空气量是成人的三分之一,约5立方米。

动植物的奇特呼吸方式

    人是通过鼻子吸入空气,然后由肺吸收空气中的氧气。而鱼在水中呼吸,靠的是鳃。鱼不停地吞进水,水经过鳃时,其中含有的氧气被鳃吸入体内,剩下的水就会被排出体外。植物的呼吸更为奇特。植物全身都是"鼻孔",它们每时每刻都在进行呼吸。与人类不同,在阳光下,植物吸入的是二氧化碳,呼出的是氧气。

失控的膈肌——打嗝

打嗝是怎样发生的呢？这可得先问问膈肌。

膈肌是用于呼吸的肌肉，它既像一个盖子，又像一个活塞。当人们吸气时，膈肌收缩，膈的顶部下降，胸廓增大，肺容积扩大，肺内部的气压下降，空气经过呼吸道进入肺。而呼气时刚好相反。

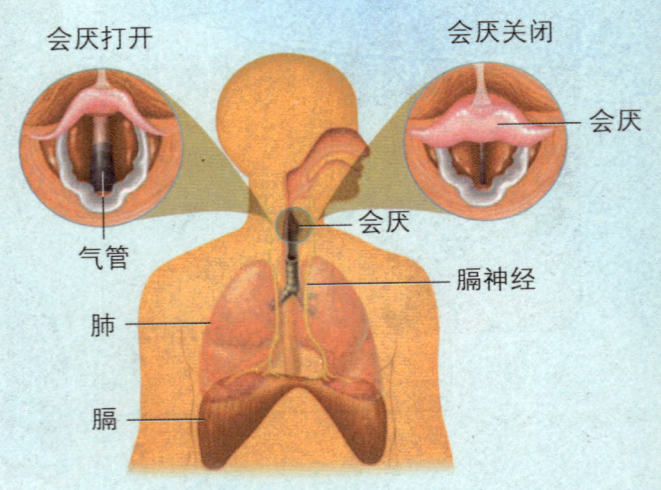

打嗝时，膈肌会不规则地激烈运动。膈肌紧缩时，空气被快速地排出肺部，会厌关闭，声门骤然变窄，气流通过时就会发出"嗝"的声响。

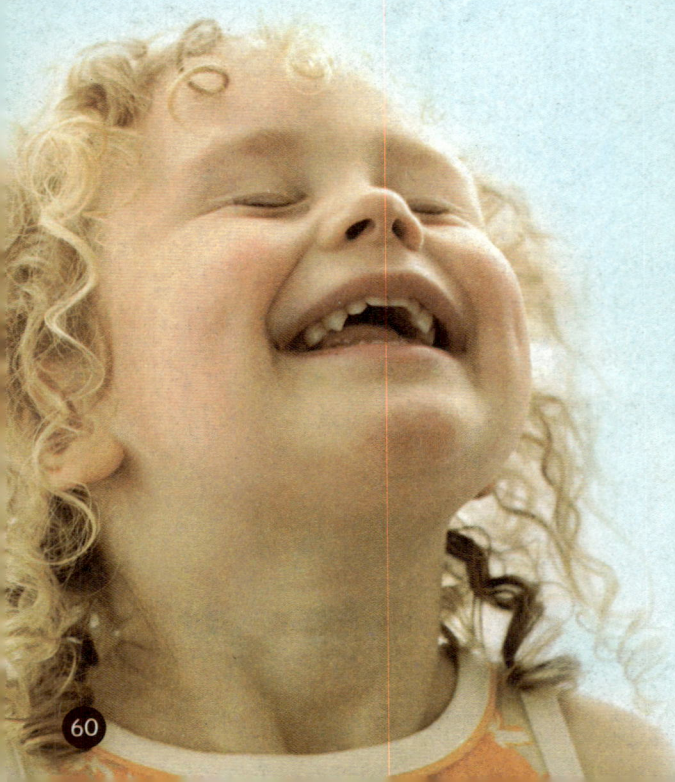

人为什么会打嗝

平时，当我们吃东西、喝水太快或者吃了刺激性食物、吸入冷空气、大笑、突然改变姿势时，都有可能引起打嗝。

研究者发现，两个月大的胎儿也会在妈妈的肚子里打嗝。有人认为，胎儿打嗝是为出生后的呼吸运动做准备，也有人认为这是为了防止吸入羊水。

研究者还发现，适当的打嗝可以引导婴儿吸吮乳汁，确保乳汁不会跑进肺里，还可以帮助过度饱胀的胃进行排气。

打嗝有时也是病

虽然大部分情况下打嗝是一种正常的生理行为，似乎不必担心。不过，有时候它也是身体患病的征兆。

连续顽固不停地打嗝，常常是由脑血管疾病或神经系统疾病等引起的，也有可能是一些严重疾病的晚期表现。

所以，出现打嗝增多或打嗝时间超过两天以上的现象，最好去医院就诊。

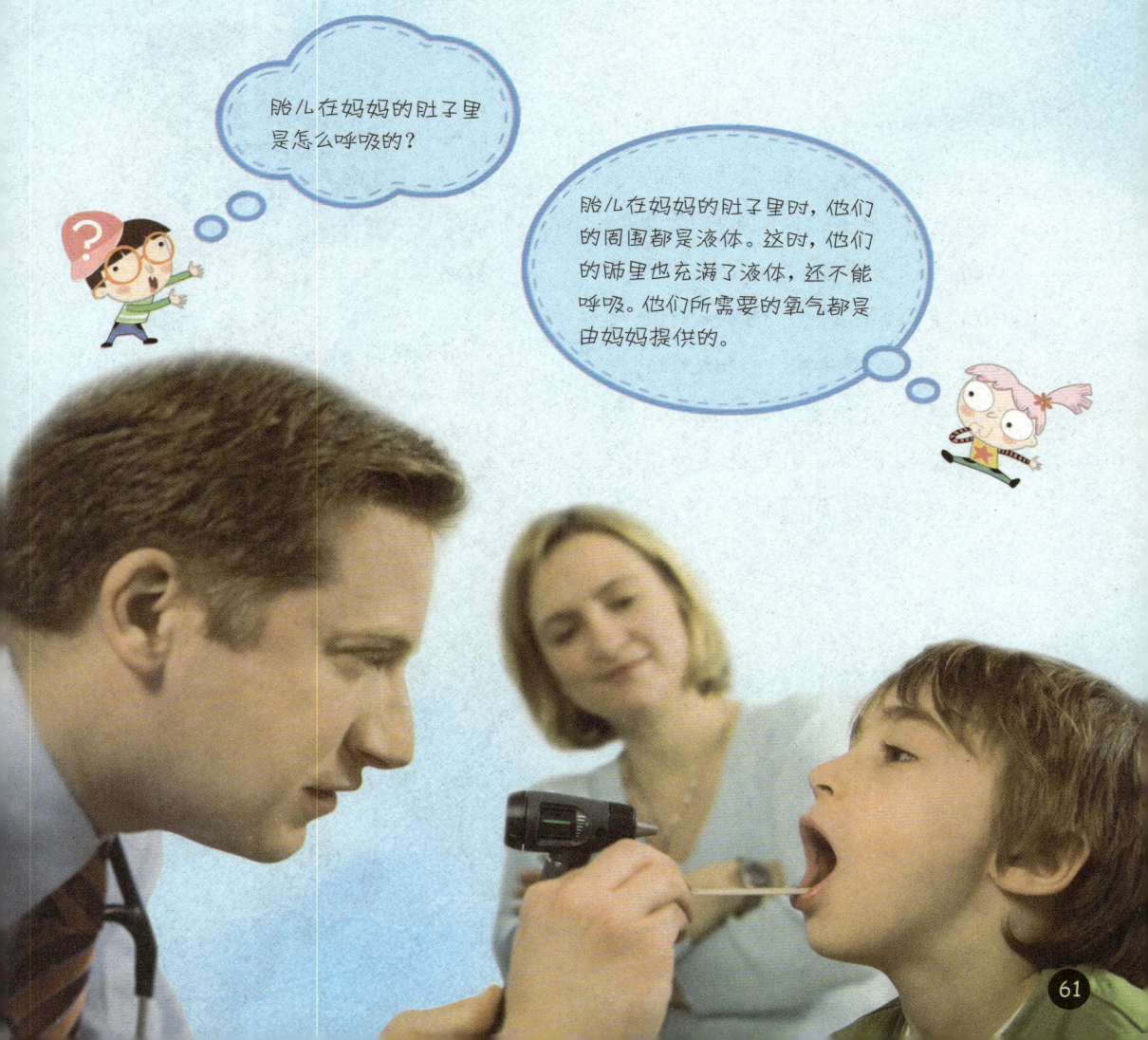

> 胎儿在妈妈的肚子里是怎么呼吸的？

> 胎儿在妈妈的肚子里时，他们的周围都是液体。这时，他们的肺里也充满了液体，还不能呼吸。他们所需要的氧气都是由妈妈提供的。

探秘世界系列
Discover the World

超级照相机
——眼睛

为什么我一睁开眼就能看清四周的景色呢?

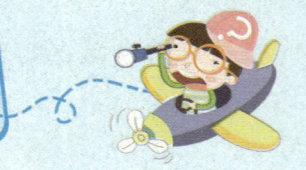

眼睛是人体最重要的感觉器官,由眼球、视神经及眼睛附属器等组成。人们从外界所获得的信息,80%～90%是通过眼睛接收传递给大脑的。眼睛不仅能让人们感受五彩缤纷的世界,同时也是人们表达内心感情的窗口。

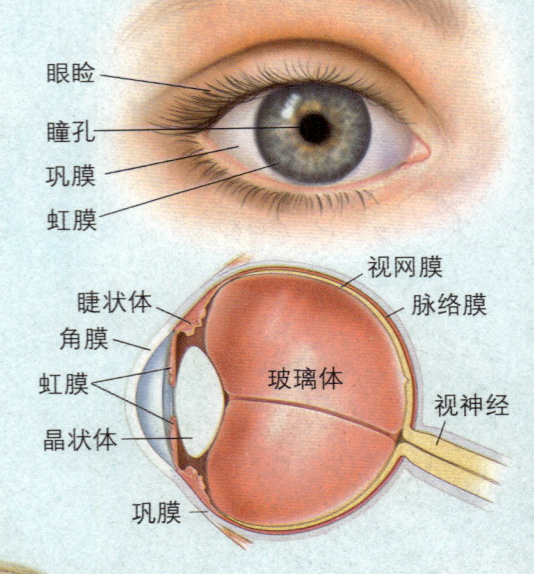

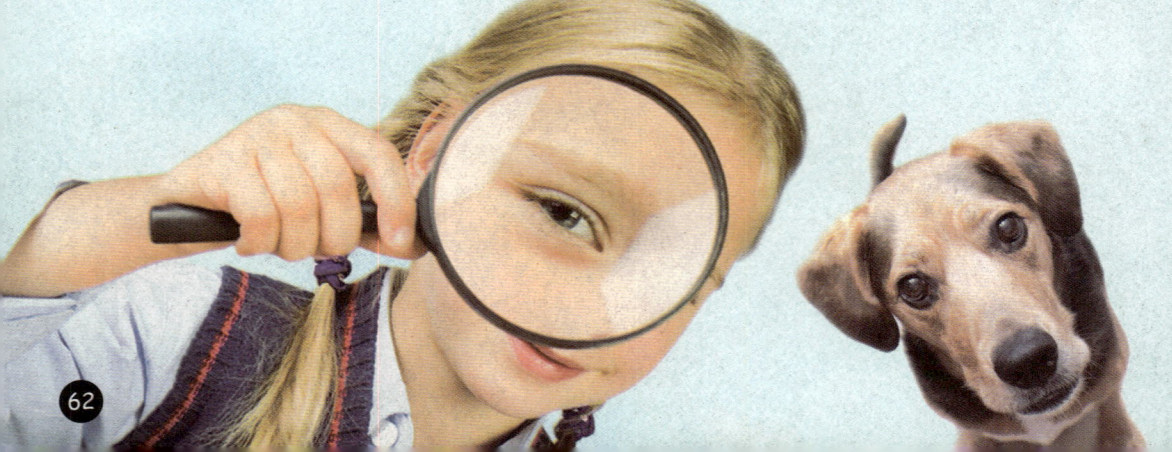

眼睑
瞳孔
巩膜
虹膜

视网膜
睫状体
脉络膜
角膜
虹膜
玻璃体
晶状体
视神经
巩膜

超级照相机——眼睛

眼睛就像一架高性能的超级照相机，光通过犹如相机镜头玻璃的角膜，穿过如光圈般的瞳孔，进入眼睛内部。然后，由类似镜头里的凸透镜的晶状体把图像汇聚在"底片"——视网膜上，再由视神经将感知的图像信息传递给大脑，大脑经过解码，使人们看见这个多姿多彩的世界。

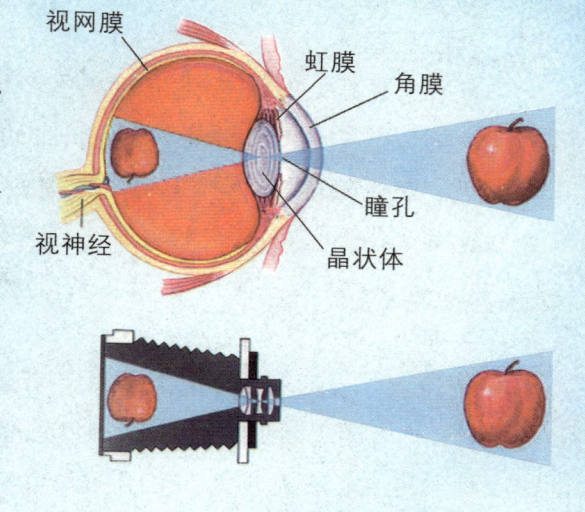

晚上人眼为什么看不清东西

视觉的产生离不开光，只有当光照射到物体上，然后反射到人的眼睛里，人才能看清物体。晚上，光的强度很弱，人的视觉就会受到限制。

而一些动物由于它们的晶状体具有很强的聚光能力，而且瞳孔也可以放得很大，所以它们能在晚上外出活动、捕食猎物，比如猫、猫头鹰、老虎等。

眼睛靠什么分辨颜色

人是如何感知这五彩缤纷的世界的呢？人的视网膜上有一种感光细胞——锥细胞，包含红、绿、蓝三种感光色素。每种感光色素对应一种原色光产生反应，而且还能对其余两种原色光产生程度不等的反应。有了这些锥细胞，人的眼睛可以辨识约250种单一颜色及大约17000种混合色。

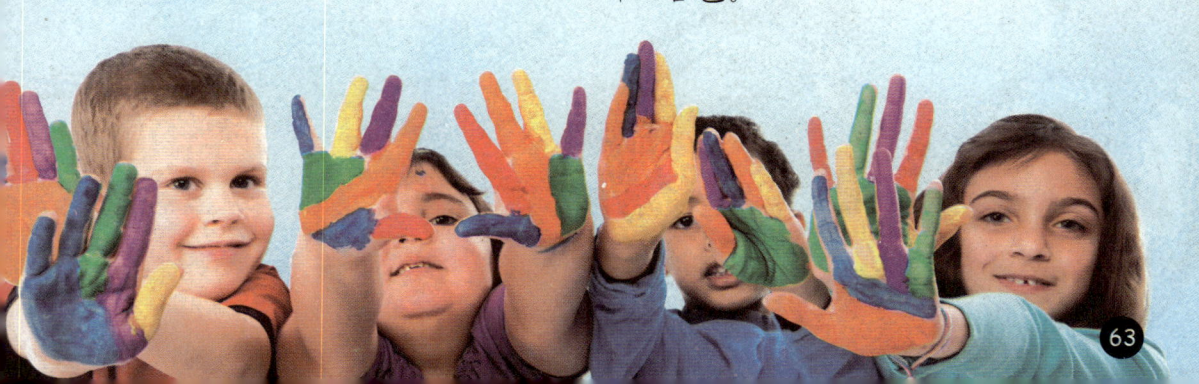

什么是色盲

色盲患者缺乏或完全没有辨别色彩的能力，这是由于视网膜上的锥细胞缺少某种感光色素而对某种颜色产生的感觉障碍。

色盲分为不同的类型，只对一种原色缺乏辨别力的人，被称为单色盲，如红色盲（第一色盲），这种色盲比较多见；绿色盲（第二色盲），比红色盲少些；蓝色盲（第三色盲），比较少见。如果对两种颜色缺乏辨别力者，就称为全色盲，这种情况很罕见。

理论上，色盲患者的眼里应该只有黑、白、灰三种颜色，但是事实并非如此。红色盲的患者照样能分辨出红色信号灯。同样，绿色盲的患者也能分辨出绿信号灯。这是因为单色盲的患者对于三原色是能分辨的，只是分不清橙色、淡黄等复合色。

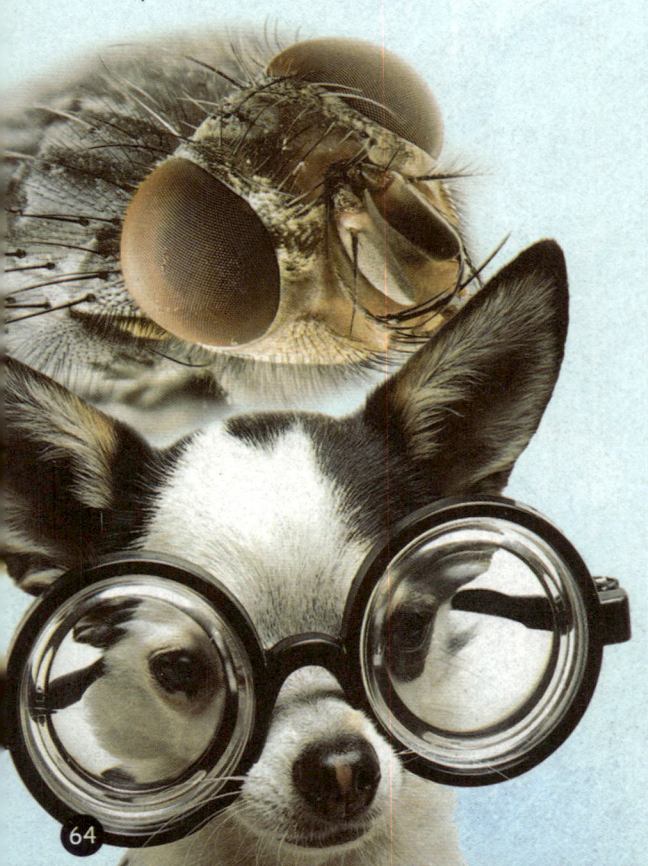

经研究证实，在动物世界里，大多数哺乳动物都是色盲。牛、羊、马、狗、猫等，几乎不能分辨颜色。在它们的眼里，世上只有少数几种颜色。

奇特的动物眼睛

动物的眼睛形形色色，形状、数量、功能各不相同。

南美洲有一种猛蛛，它的头部有6只眼睛，成斜"十"字形排列。

苍蝇的两只复眼由3000～4000只单眼组成，因此苍蝇看清一件物体的时间只需要0.01秒。

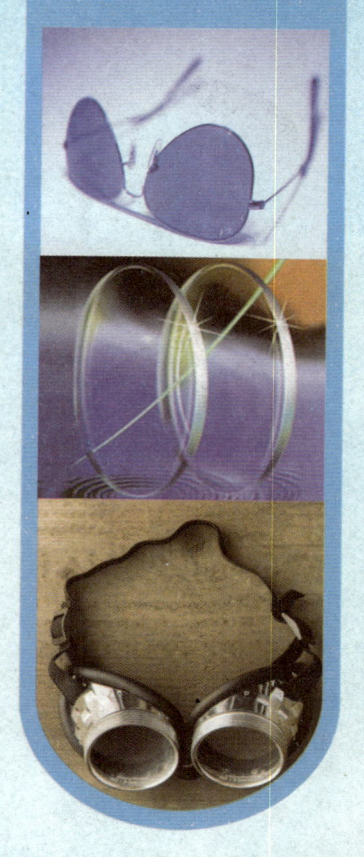

眼镜——眼睛的人造卫士

据说，13世纪中期英国学者培根看到许多人视力不好，有的看不清书上的文字，有的连周围的事物也看不清，所以就想发明一种工具帮助人们提高视力。有一天，他在花园散步时，看到了蛛网上的雨珠能够放大叶子的叶脉，因此有所感悟，发明了世界上第一个放大镜，也就是眼镜的雏形。不过这只是个传说，眼镜的发明者至今仍是个谜。

1784年，美国的本杰明·富兰克林发明了双焦距眼镜。

1937年，法国人发明了一种塑料眼镜片。这种镜片虽然不容易破损，但清晰度差。

1954年，法国工程师发明了树脂镜片，这种镜片一直沿用至今。

现在，眼镜主要是用来矫正视力和保护眼睛的。

矫正视力用的眼镜有四种：近视眼镜、远视眼镜、老花眼镜和散光眼镜。保护眼睛用的眼镜有防风镜、太阳镜等。

人眼能在水下工作吗？

人眼的构造只适合在空气中工作。如果想在水里观察鱼等水生生物，就必须佩戴潜水眼镜或面罩。这样，眼睛就不会直接与水接触，避免产生不适的感觉。

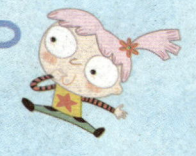

关不住的眼泪

为什么那些演员的眼睛就像自来水龙头，眼泪说来就来，好像可控制一样？

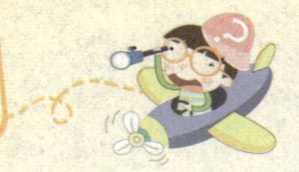

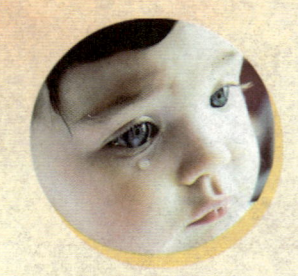

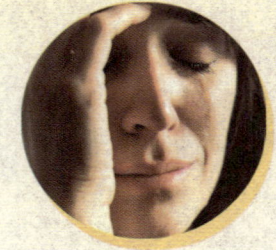

在童话传说中，眼泪总是美丽、善良、神奇的象征。在童话故事中，有位心地善良又美丽的公主，她每次哭泣时流下的眼泪变成美丽的珍珠。在电影《加勒比海盗4》中，美人鱼的眼泪被认为是长生不老药的重要药引。

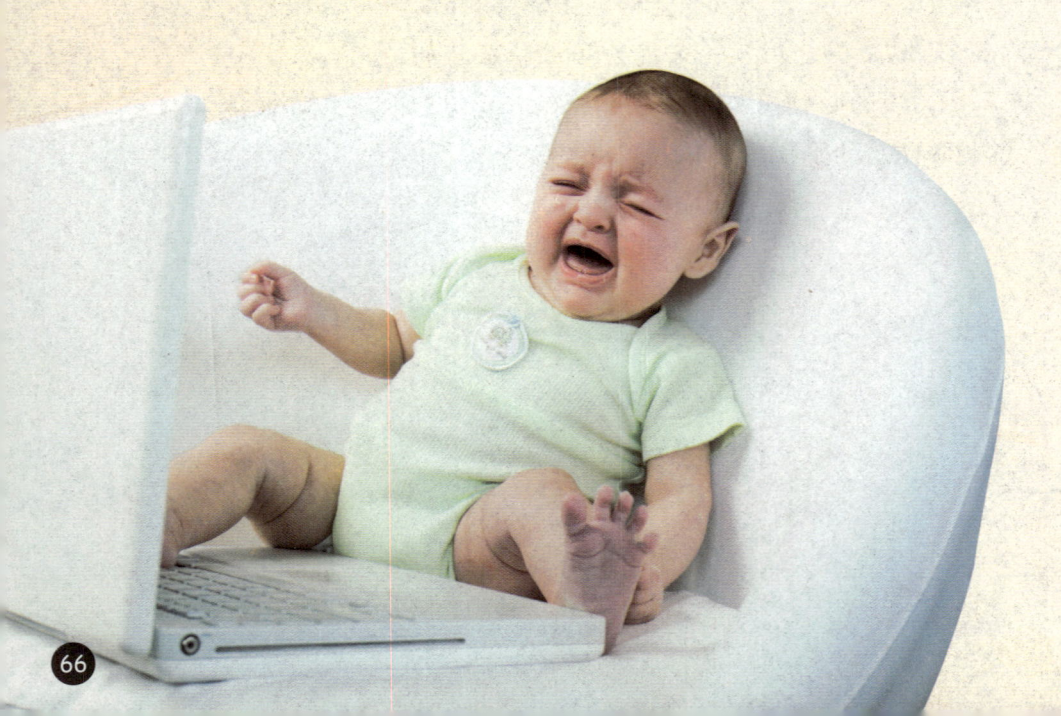

泪腺
上泪小管
鼻泪管
下泪小管

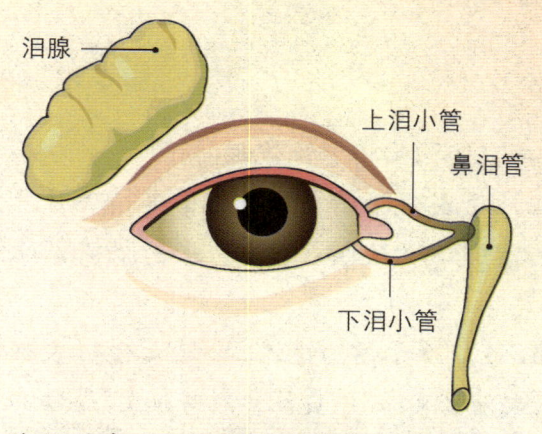

眼泪是从哪里来的

每只眼睛都有个小小的"泉眼"——泪腺，它会不停地分泌眼泪来滋润眼睛。

泪腺位于人的眼眶外上方的泪腺窝里，分为上下两个部分：上部是眶部，叫上泪腺，形状像迷你版的杏仁；下部是睑部，叫下泪腺，比上泪腺更小。

泪腺有10～12条排泄管道，泪液产生后就由这些管道排出。在正常情况下，泪腺在白天大约分泌0.5～0.6毫升的泪液，它们主要是用来湿润眼球的结膜和角膜，而在人入睡以后，泪腺就休息了，不再分泌泪液。

如珍珠般珍贵的眼泪

晶莹剔透的眼泪是由水分以及微量的钠、钾、白蛋白及球蛋白等物质组成的。眼泪具有咸味，主要是因为眼泪中含有钠。

眼泪平时会在人的角膜表面形成一层6～7微米厚的保护层，以保持眼球表面湿润。除了湿润眼球外，眼泪还能冲刷眼中的脏东西，人们每眨一次眼，就相当于对眼睛进行一次刷洗。当沙尘或其他异物飘进眼睛时，大量的眼泪就会从泪腺分泌出来，冲洗和稀释脏东西，保护角膜和结膜不受损伤。眼泪中含有很多具有杀菌作用的物质，如溶菌酶、乳铁蛋白和免疫球蛋白等。如果有一天眼泪变得很少，那么人们就会感觉眼睛干涩、不舒适，严重时还会导致角膜溃疡。

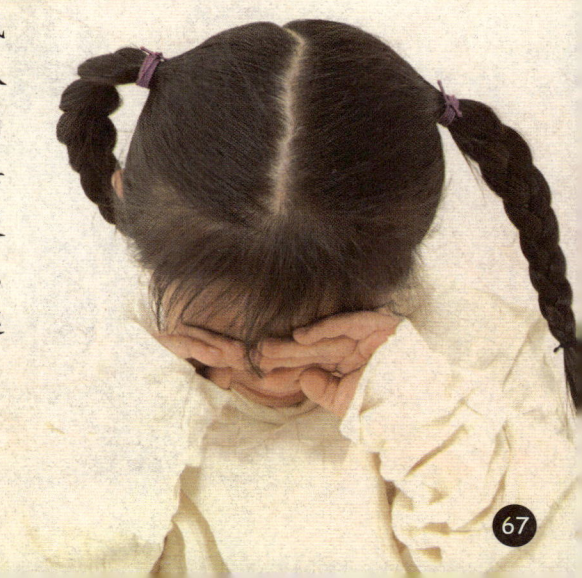

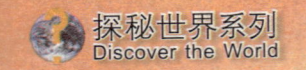

人为什么会流泪

人们流泪，可分为两种类型：反射性流泪和情感性流泪。

当人们的眼睛受到刺激时，比如沙子误入眼睛或遇到烟雾等情况时就会流泪，以保护眼睛免受异物的刺激，这就属于反射性流泪。反射性流泪的泪水比情感性流泪的泪水的含盐度要高。

当人们悲伤、高兴、愤怒时流泪，这就属于情感性流泪。这是根据大脑的命令而作出的反应。在演戏时如果需要演员流泪，演员就会想些难受、悲伤的事情，大脑根据这些情绪发出指令，命令眼睛流泪。情感性流泪中所含的蛋白质比反射性流泪多，而且情感性流泪的泪水中含有一种类似止痛剂的化学物质。

哪种情绪产生的眼泪比较咸，高兴、悲伤，还是愤怒呢？

愤怒。因为当人处于愤怒时，眼泪中的水分比较少，钠的含量就相对较高。

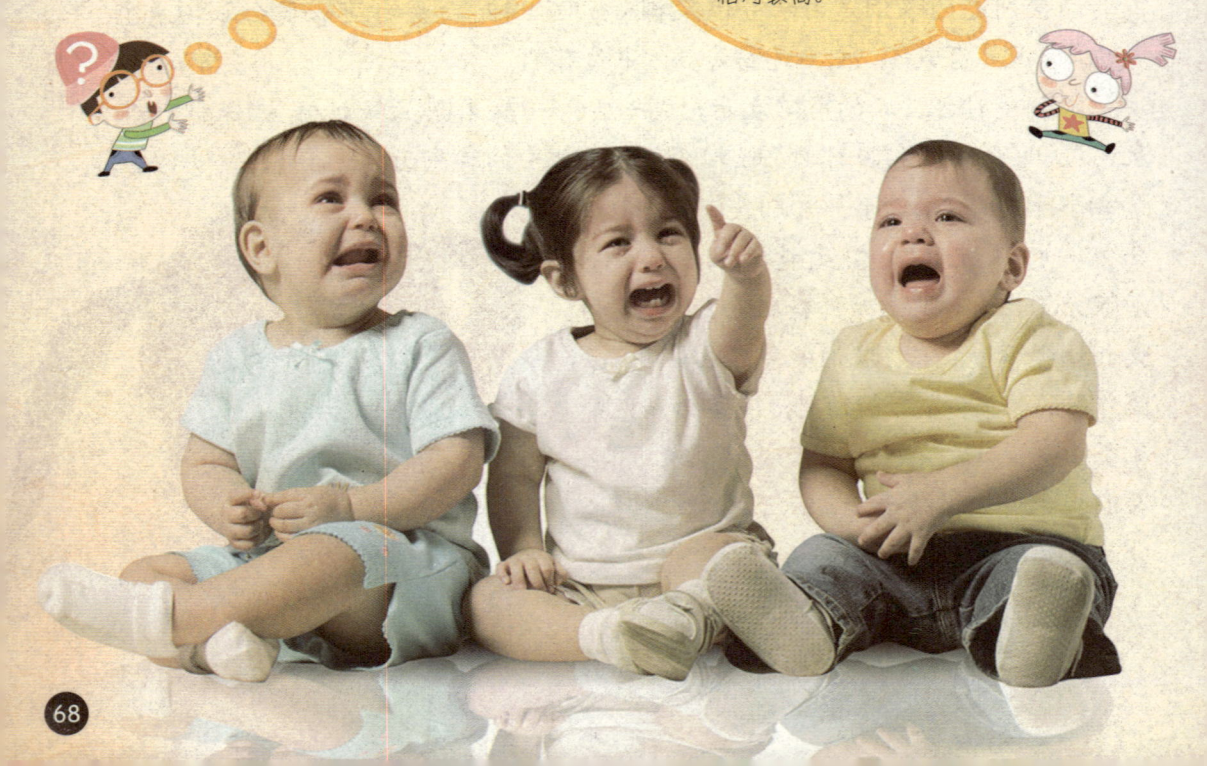

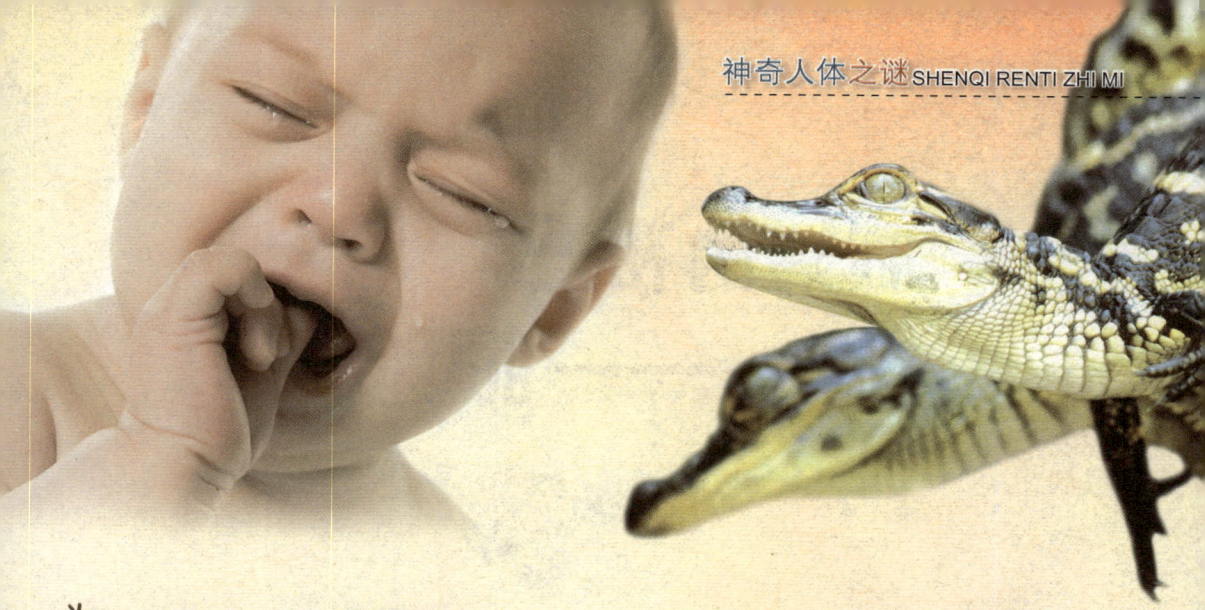

神奇人体之谜 SHENQI RENTI ZHI MI

为什么打哈欠时会流泪

　　困倦的时候，我们会哈欠连天。一打哈欠，两眼总是泪汪汪的。为什么人打哈欠时容易流泪呢？原来，眼睛和鼻孔之间有一个通道，这个通道叫做鼻泪管。平时，泪腺分泌的眼泪很少，眼泪就通过鼻泪管流到鼻子里。当人们打哈欠时，鼻子内部的压力增大，鼻泪管受到阻力后，眼泪就流不下去，积在眼睛里的泪水就越来越多，变得两眼泪汪汪的。同时，眼睛四周的肌肉也被牵动，泪囊受到压迫后，眼泪就容易夺眶而出了。

动物会流泪吗

　　"鳄鱼的眼泪"是一句有名的谚语。传说，鳄鱼在吃人之前会流下虚伪的眼泪。其实，两栖类以及比两栖类低等的动物是不会流泪的。人们看到鳄鱼、乌龟等动物"流泪"，并不是因为它们受到了很大的刺激，而是因为它们排出体内多余盐分的器官位于眼窝的附近。所以，它们其实是在排盐，而不是流泪。

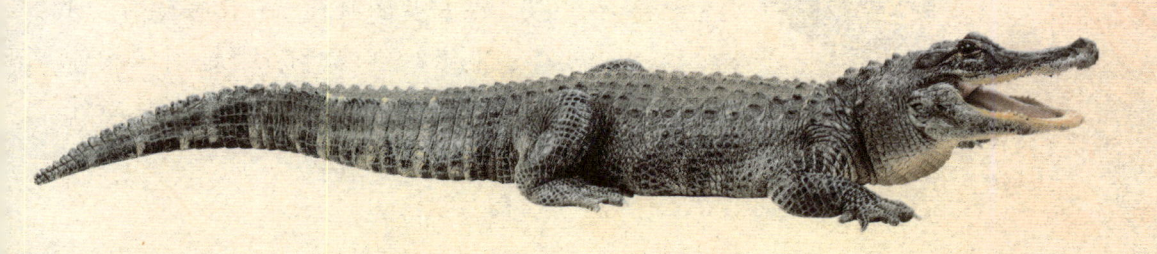

眼睛的被子——眼睑

有人睡觉不闭眼吗？

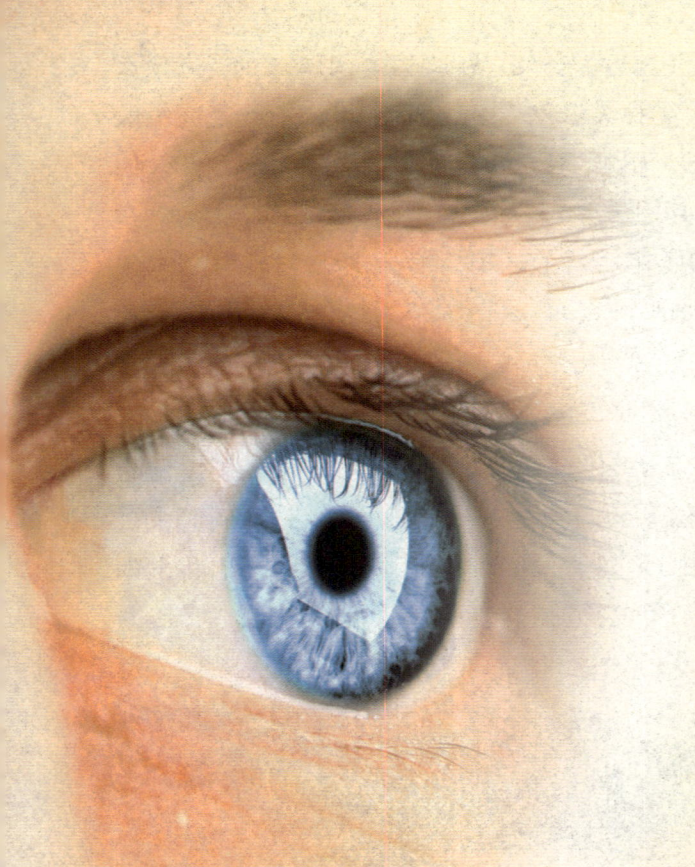

你知道什么是眼睑吗？眼睑就是我们平常所说的眼皮。眼睑保护着人的眼球以及容易受伤的角膜，将灰尘挡在眼睛外面。人们平时不停地眨眼睛，在眨眼间把眼泪带到眼球表面，并且将眼泪散布到整个结膜和角膜上，以确保眼球湿润。

睡觉为什么要闭眼

当人睡觉时，全身的大部分肌肉放松了，当然也包括控制眼睑开关的肌肉。而且睡觉时，闭上眼睛可以对眼球起到保护作用，保持眼球的湿润度，隔断外界光线的刺激。

睡觉不闭眼的人

可是，也有人睡觉时不闭眼。传说，《三国演义》中的主要人物张飞就是睁着眼睛睡觉的。有些人为什么会睁眼睡觉呢？一般情况下，这并不是人的自身意愿。通常有以下原因：

第一，眼睑较短。有些人的眼睑天生较短，有些人因为眼睑受伤，伤口周围的皮肤紧绷，造成眼睑缩短。这两种情况都导致眼睑盖不住圆圆的眼球。

第二，眼球较大。因为某些疾病，有些人的眼球向外突出的现象很严重。比如严重的甲亢患者，他们的眼球就会严重外突，正常的眼睑就遮不住外突的眼球了。

不过睁着眼睡觉时，眼球并不会因为闭不上眼睑而受到光线的刺激。因为一般睁眼睡觉的人眼球都会往上翻。因此，即使眼睑关闭不全，瞳孔也会被上眼睑遮蔽，只有在偶尔的眼球运动过程中才暴露在外。而且睡觉的时候，人的视觉中枢是处于抑制状态的，也就是说，它同样在睡觉。所以，即使睁着眼睛，物体在眼睛中的成像，大脑也是无法感知的。

动物的眼睑

很多脊椎动物都具有发达的眼睑，而且非常有特色。蛇等一些爬行类动物的上、下眼睑会合并在一起，形成透明的覆膜。这样，眼睑就能时刻保护着眼球。"沙漠之舟"骆驼的眼睑是双层的，比人类的眼睑多了一层透明的内层眼睑。当风沙来袭时，透明的眼睑就将沙子抵挡在眼睛外面，起到了防护的作用。

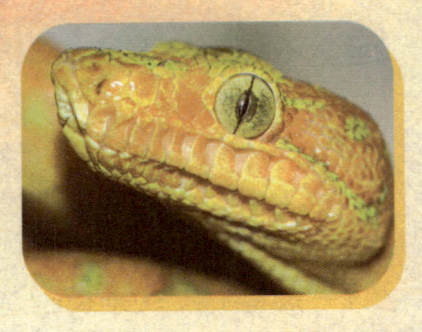

眼皮会跳吗

自古以来，在中国民间，对于眼皮跳都有一种说法："左眼跳财，右眼跳灾。"这种说法当然毫无科学根据，只是一种迷信。

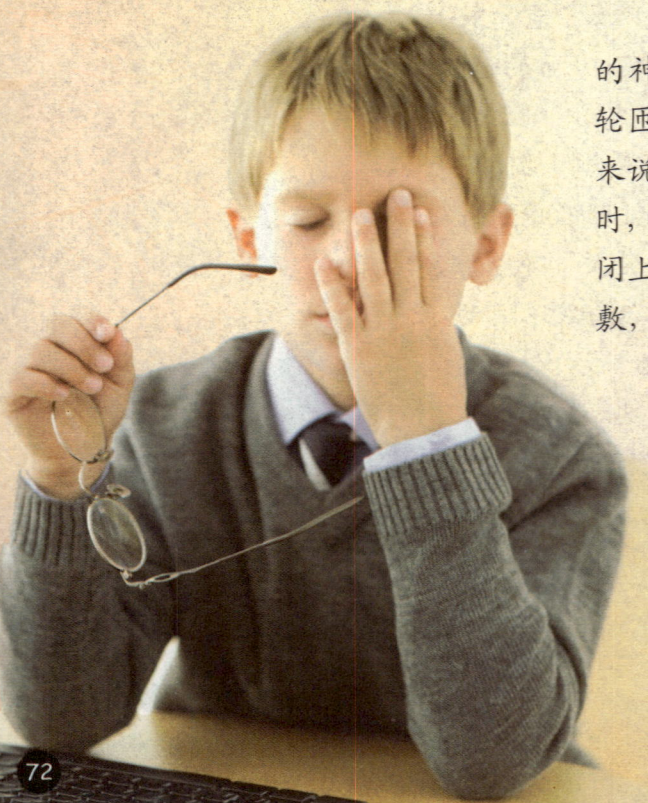

眼皮跳，其实是控制眼睑肌肉的神经不正常兴奋而导致的部分眼轮匝肌在短时间内的收缩颤动。一般来说，当用眼过度或眼睛被强光刺激时，眼皮跳的发生概率比较高。只要闭上眼睛休息一会儿，进行按摩或热敷，眼皮跳的症状就会消失。

当眼皮跳持续的时间过长，而且嘴角和半边的脸部肌肉都一起抽动时，这就可能是由疾病引起的，属于病理性眼皮跳，患者需要尽早到医院的神经科进行检查、治疗。

神奇人体之谜 SHENQI RENTI ZHI MI

睑板腺

睫毛

眼屎的主产地——睑板腺

人们的眼睑上长着一个神奇的腺体——睑板腺，又称为麦氏腺。它们在睑缘上排成一排，不停地分泌油脂。睑板腺分泌出的油脂可以滋润睑缘，防止泪液流出、延缓泪液的蒸发，还可以润滑眼睑与眼球的接触面。

晚上，人们睡觉时，这些油脂可以使眼睑闭合得更加紧密，防止泪液蒸发。当这些油脂与白天进入眼睛里的尘土，以及泪水蒸发后的残留物混合在一起时，就形成了眼屎。

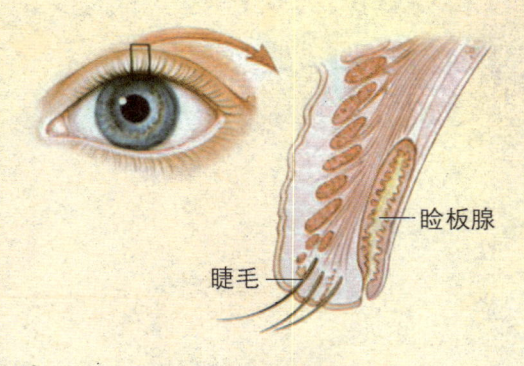

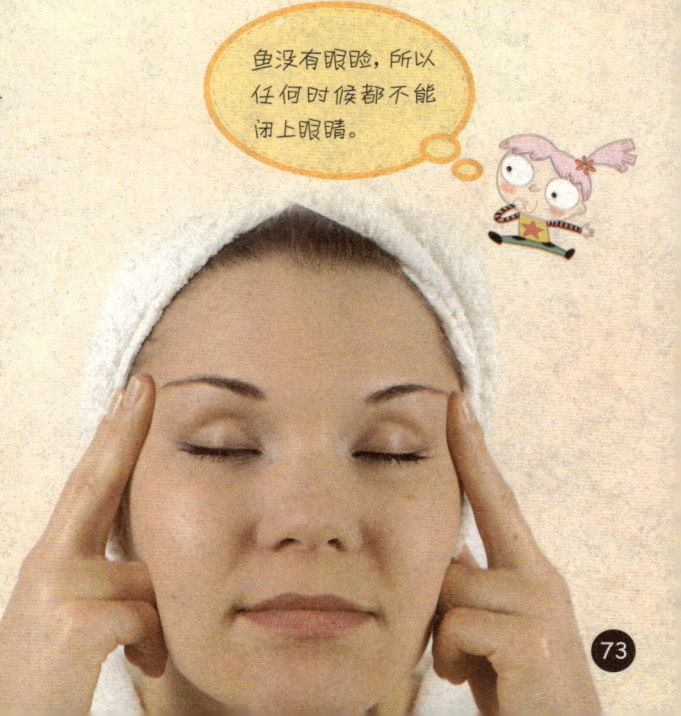

为什么眼屎突然增多了

当眼睛生病时，病菌刺激睑板腺，促进了油脂的分泌，使眼睑上和眼角里的油脂比平时多。另外，眼睛里的血管扩张，血液中的白细胞聚集在一起对抗外来的病菌，这些被杀死的病菌尸体以及在战斗中"光荣牺牲"的白细胞就成为眼屎的一部分。

所以，当眼睛没有生病时，眼屎的量很少，甚至见不到。但是，当眼睛生病时，眼角就会长满眼屎。多的时候，甚至能把眼皮粘住。这时人们应该及时去医院检查、治疗。

鱼没有眼睑，所以任何时候都不能闭上眼睛。

鱼睡觉时闭眼吗？

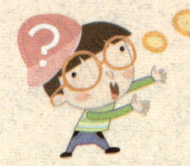

73

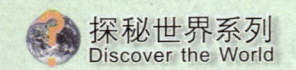

探秘世界系列
Discover the World

声音从哪里来

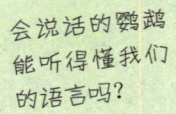

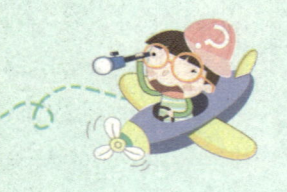

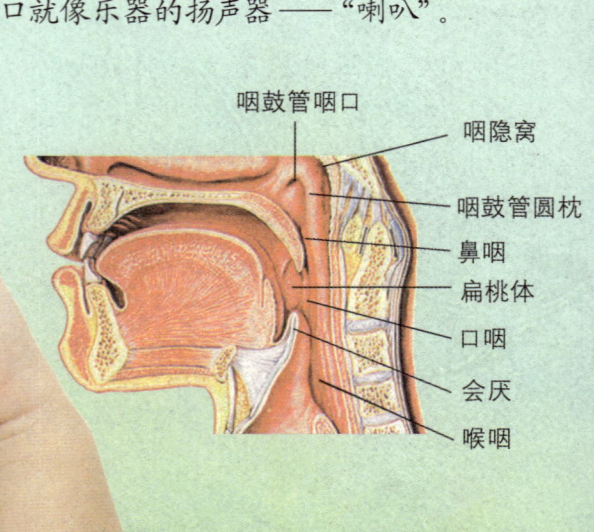

会说话的鹦鹉能听得懂我们的语言吗？

人们总是将咽喉作为一个词来说，其实咽与喉是两个完全不同的器官。当你张嘴喊"啊"的时候，你就可以看到口腔最深处的咽。而喉位于气管的上部、食道的下侧，内部还有两片声带。假如将人类的发声器官比作一件管弦乐器的话，那么喉部的声带好比乐器的声源，声带以上的气管好比乐器的共鸣器，而口就像乐器的扬声器——"喇叭"。

咽鼓管咽口
咽隐窝
咽鼓管圆枕
鼻咽
扁桃体
口咽
会厌
喉咽

声带是怎样工作的

人们说话是通过声带的振动而实现的。如果你把气球内的空气放出来,你就会听到空气发出的呼呼声,气球的橡皮膜后端就相当于你的声带。声带是口腔深部半透明的黏膜反褶,左右各一片,坚韧而富有弹性,两片声带之间有一个狭长的切口。当你说话时,肌肉使声带收缩,使切口变窄,肺内的空气通过这个口子冲出来,声带的运动使空气微粒振动或快速地向前向后运动,进而制造出声音。这种振动制造出声音,也就是你的嗓音。

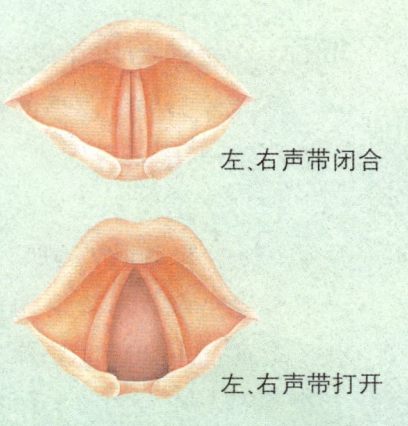

左、右声带闭合

左、右声带打开

为什么每个人的声音不同

当人们发声时,口、咽、喉、鼻和胸腔需要同时工作。由于每个人的上述器官的大小和形状互不相同,人的性别、年龄、气质也不同,所以声音也就各不相同了。人的声音高低取决于人的声带长度。当声带收缩变短,人说话的声音就比较大;当声带变长或松弛时,人发出的声音就比较低。

声带的长度在人的一生中会发生改变。在幼儿期,因为儿童的喉较小而且声带短,所以发出的声音比较尖锐,男孩和女孩的声带长度基本相等。但是到了青少年时期,男孩的声带比女孩的声带长,这使得男孩的嗓音比女孩的低沉。

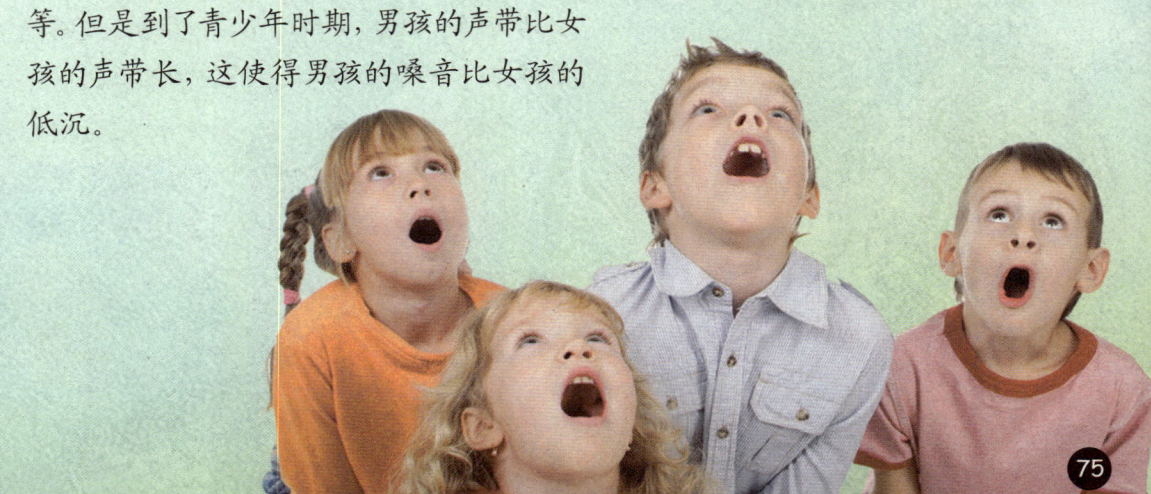

呼吸器官是发声的动力之源

歌唱家为何可以唱出美妙高亢的歌声？其实并不是因为他们的声带和我们长得不一样，而是需要一定的技巧以及各器官之间的协作。

呼吸器官是歌唱家的动力之源。呼吸器官包括口、鼻、咽、喉、气管、支气管、肺以及胸腔、膈肌、腹肌等。平时说话时，人们的呼吸比较平静，而一旦开口唱歌，就必须调动较大的肺活量。呼吸器官协同工作，为人体提供了充足的气流。发声器官包括喉头和声带，喉头由软骨和肌肉组成，像一个精巧的小房间，位于这个小房间正中的声带，是两片富有弹性的白色韧带。不发声时，声带是张开的；发声时，声带闭合拉紧，随气流的力量振动。共鸣器官则包括胸腔、口腔和颅腔三大共鸣腔体。一般来说，唱低音时，胸腔共鸣最大；唱中音时，口腔共鸣应用较多；而唱高音时，主要是靠颅腔的共鸣。声音再经过唇、舌、齿，就形成了动人的歌声。

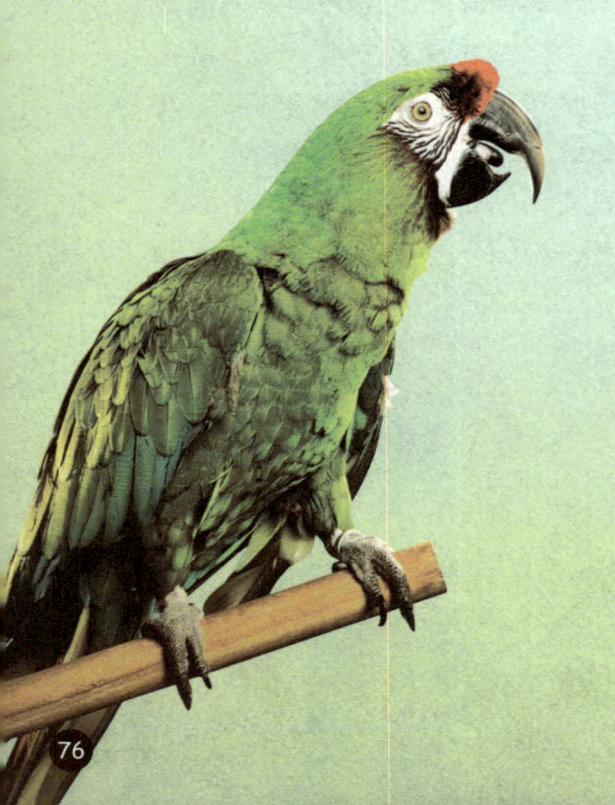

鹦鹉学舌

鹦鹉是天生的口技"艺术家"。它的模仿能力很强，可以模仿人类的语言和其他动物的叫声。它的发声器官，即鸣管上具有发达的鸣肌。鸣肌在大脑的支配下，能进行有节奏的振动，从而能产生多种复杂的声音。而且鹦鹉的舌不同于其他鸟类的尖舌，而是和人类相似的圆舌，所以特别灵活。不过，鹦鹉虽然能够模仿人类的说话声，却完全不知道其中的意思。

与海豚无关的"海豚音"

"海豚音"是一种极美妙的歌唱技巧。虽然名为"海豚音",但实际上这种歌唱技巧和海豚并没有什么关系。

海豚的发声原理与人类不同。它没有声带,只是头顶有一个呼吸孔,呼吸孔的里面长有瓣膜。当空气进入呼吸孔时,海豚能够用瓣膜调节气流的大小,从而发出高低不同的声音来,这是人类可以听到的海豚"叫声"。

而海豚在水中并不会这样"叫",真正的海豚"音",人的耳朵是无法听到的。这是因为海豚的前颚有两个角状气囊,可以定向发射频率在200～350千赫以上的超声波,海豚就凭借这样的天然"声呐"在水中进行回音定位测距,以进行导航。如果要在整个自然界中评选"高音"歌唱家,人类一定名落孙山。

> 人们说悄悄话时用声带吗?

> 人们说悄悄话时往往不使用声带,呼出的气流经过口腔时,利用牙齿、舌头、嘴唇等形成声音。

精密的声音捕获器——耳朵

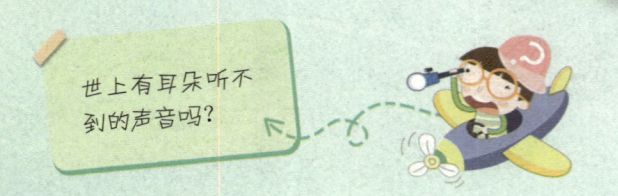

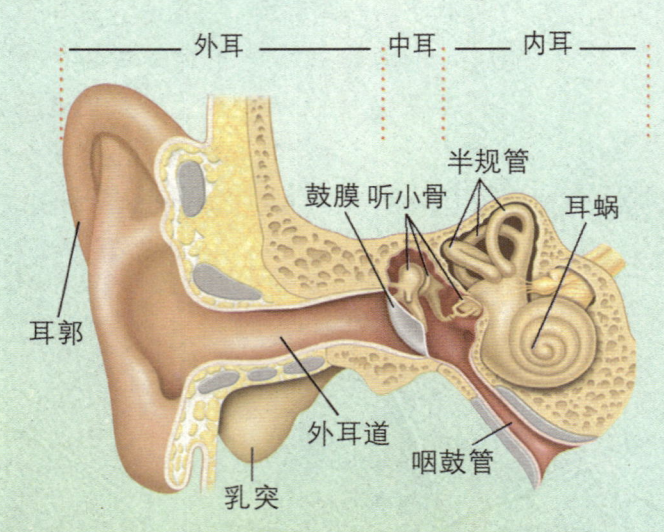

世上有耳朵听不到的声音吗?

除了眼睛以外,耳朵是大脑搜集外界信息的又一个重要感觉器官。它由外耳、中耳和内耳组成。外耳包括耳郭、外耳道等;中耳包括鼓室、咽鼓管、鼓窦、乳突;内耳包括半规管、耳蜗、内耳道等。其中,与听力最密切相关的结构是位于中耳内的听小骨和位于内耳的耳蜗,以及外耳与中耳的分水岭——鼓膜。

正是由于耳朵的这些高性能的配置,人们才能在第一时间捕获外界各种奇妙的声响。

声音在耳朵里的路线图

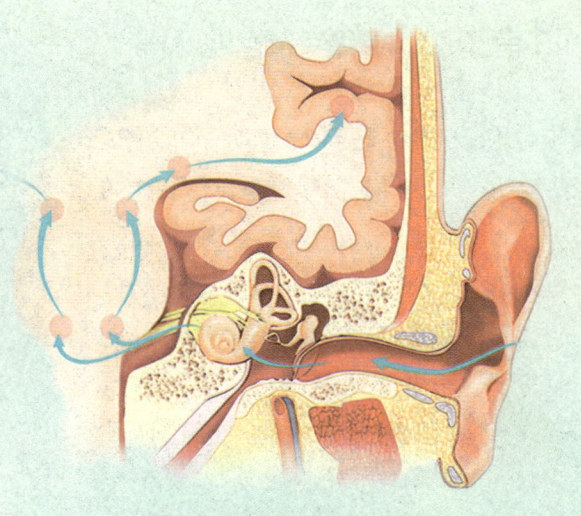

　　声波由耳郭反射进入连接耳郭和中耳的管道——耳道,细长狭窄的外耳道使得声波乖乖地向里走。声波到达鼓膜时,它们就像一把鼓槌,敲打、振动着鼓膜,鼓膜将声音放大,并将振动的声波推送到中耳内的三块听小骨处。听小骨接收到声波后,将它们送到内耳。声音穿过内耳的耳蜗时,耳蜗里绒毛一样的毛细胞就开始振动,这种振动会被听神经接收,传递给人体的"指挥室"——大脑。信号被大脑翻译成我们可以理解的信息,这样我们就听到了声音。

听不见的声音

　　人的耳朵对声波的感受有一定的频率范围,耳朵能感知的声波频率在20～20000赫兹之间。如果频率低于20赫兹或高于20000赫兹,人的耳朵就听不到了。频率高于20000赫兹的声波,人们将它称为超声波。蝙蝠就靠超声波来辨别方位,以追捕食物,避开危险物。而频率低于20赫兹的声波,人们将它称为次声波。次声波对人体有很大的危害,会干扰人的神经系统正常功能。住在高层住宅里的人,遇到大风天气,往往感到头晕、恶心,就是因为大风使高楼摇晃产生了次声波。

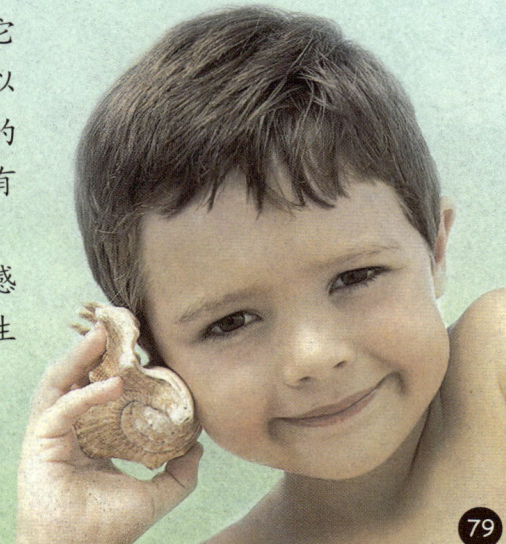

探秘世界系列
Discover the World

听音乐时，声音越响越好吗

许多人都喜欢在地铁、公车或其他较为嘈杂的环境里听歌。在这些环境中，人们很容易就把耳机的音量调得过大。科学家曾测试过，当环境音量达到65分贝时，被测试的人会选择将耳机的音量调高到82分贝。而当环境音量更高时，耳机音量的数值就会被调到更高。但耳朵接受外界声音的强度并不是无限大的，耳朵能承受的音量是有范围的。当声音达到150分贝时，耳朵内的鼓膜就会被震破。如果长时间待在90分贝以上的环境中，人的血压就会升高，脉搏就会加快，人的听力也会逐渐地受到损害。

耳屎是保护耳朵的小卫士

耳朵的外耳腺体会分泌一种黏稠的液体，千万不要小看这些液体，它们能保护外耳道的皮肤，还有抗菌的功效。当这种黏稠的液体干结后，就形成了耳屎，可以防止昆虫和灰尘进入中耳和内耳。外耳的腺体不停地分泌液体，干结的耳屎会堵住耳朵吗？答案是否定的。当人们在说话、吃饭、打哈欠时，耳屎就会随着下颌运动，缓慢地从外耳道内向耳道口移动，在不知不觉中从耳朵里排出。所以，在正常情况下，人们不需要通过挖耳朵来去除耳屎。而且，经常挖耳朵，容易损伤外耳道的皮肤，把细菌带入外耳道，引起耳部发炎。

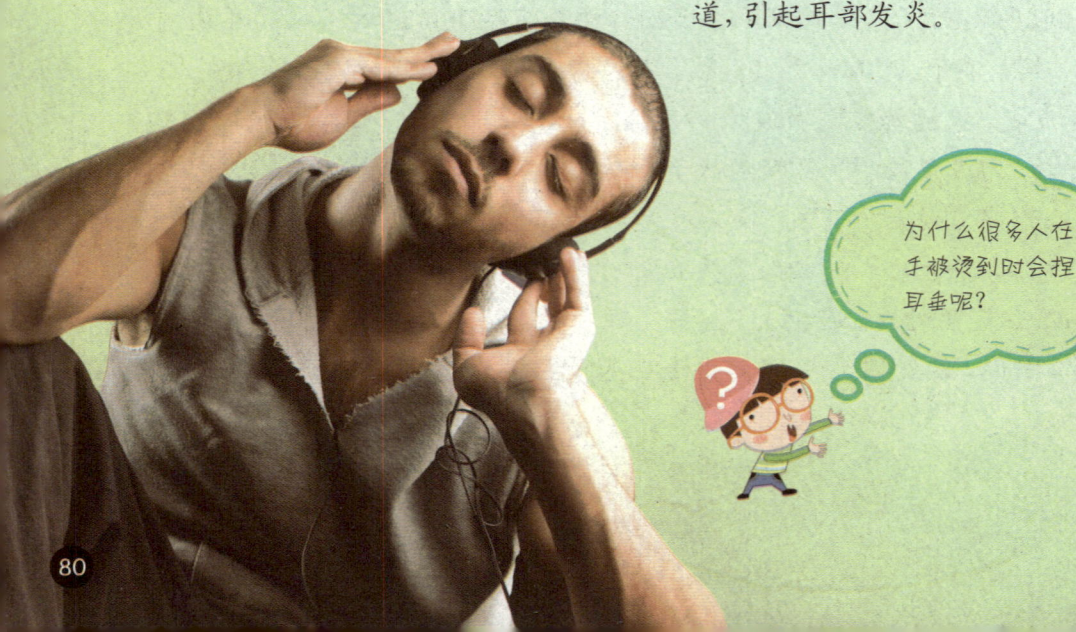

> 为什么很多人在手被烫到时会捏耳垂呢？

神奇的动物耳朵

动物的耳朵有各种各样的形状,所处的位置也各不相同。

蝉的"耳朵"长在肚子下面,而鱼的耳朵藏在它的头骨里面,只有内耳。

青蛙的耳朵长在头的两侧,因为没有耳郭,所以只有两个小洞。不过,青蛙的耳朵已经分化成鼓膜、中耳、内耳等,因此它的听觉较为灵敏。

几乎所有的哺乳动物都有耳郭,能接收来自空气、大地、水等传来的声波。而且,哺乳动物耳郭的状态还反映了它们的身体状况。健康时,动物的耳朵一般都是竖立着,而且经常来回摆动;当动物生病或身体较虚弱时,耳朵大多是耷拉着,很少摆动。

由于耳朵皮肤薄,血管丰富,又经常摆动,所以耳朵还是动物的散热工具。生活在赤道一带的非洲象,它那比亚洲象大很多的耳朵就是它最好的散热器。

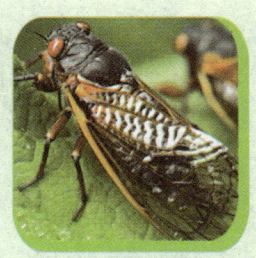

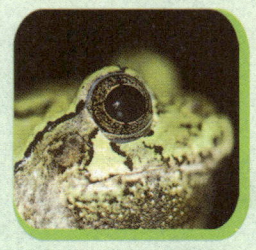

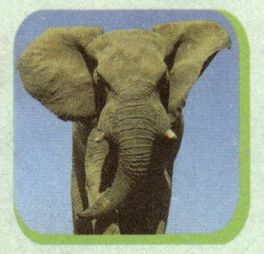

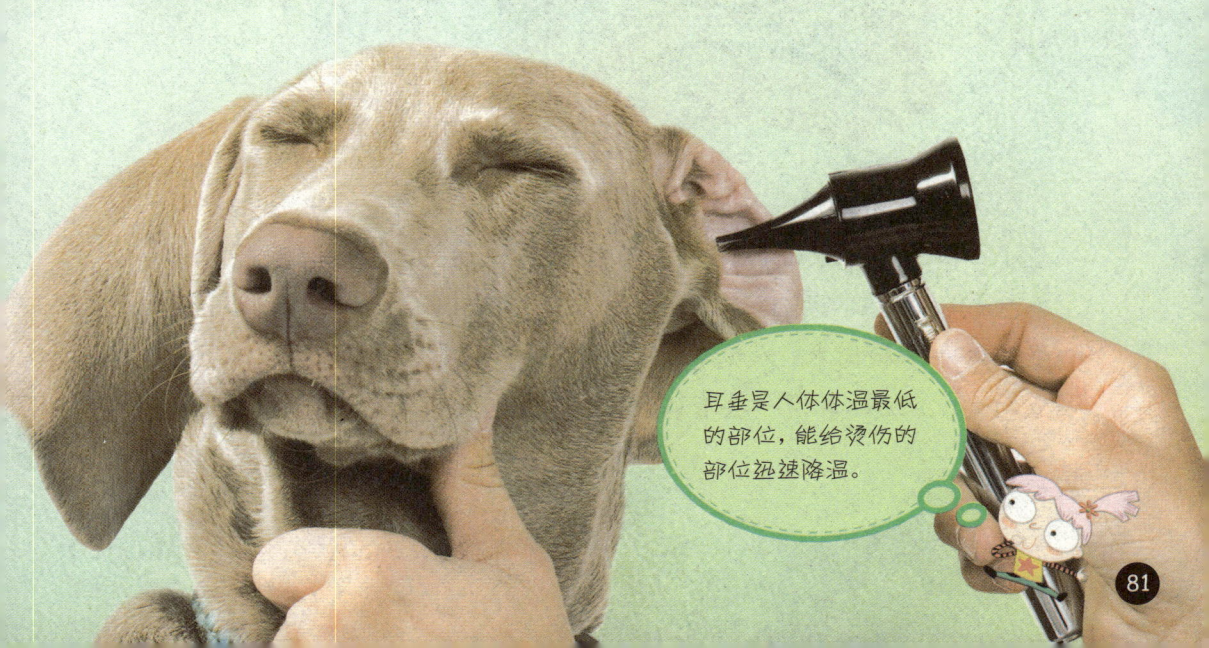

耳垂是人体体温最低的部位,能给烫伤的部位迅速降温。

灵敏的嗅觉探测仪
——鼻子

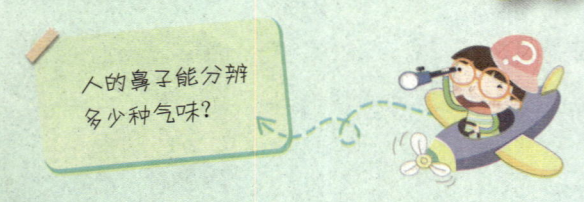

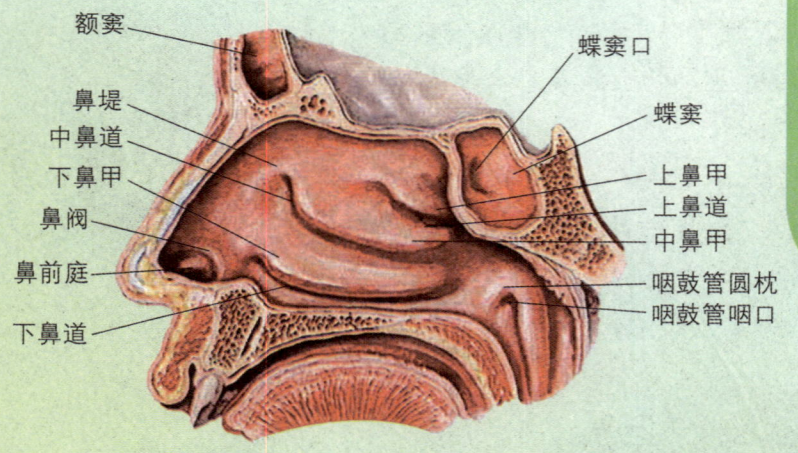

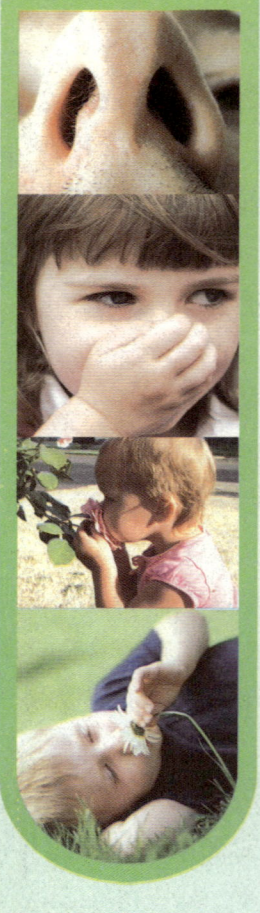

人的鼻子能分辨多少种气味?

图示标注:
- 额窦
- 鼻堤
- 中鼻道
- 下鼻甲
- 鼻阀
- 鼻前庭
- 下鼻道
- 蝶窦口
- 蝶窦
- 上鼻甲
- 上鼻道
- 中鼻甲
- 咽鼓管圆枕
- 咽鼓管咽口

　　人的鼻子就像一座房子,由外鼻、鼻腔、鼻窦三部分组成。外鼻像一座小山峰,高出面部,由鼻骨、鼻软骨和软组织构成。鼻腔的前部是鼻前庭,就像一座别墅前的小庭院。鼻前庭中长有鼻毛和各种腺体,就像庭院里长着青草和树木。人的鼻腔中还有一个嗅觉区,嗅觉区布满了对气味敏感的嗅觉细胞。鼻窦一共有四对,对发音起共鸣的作用。

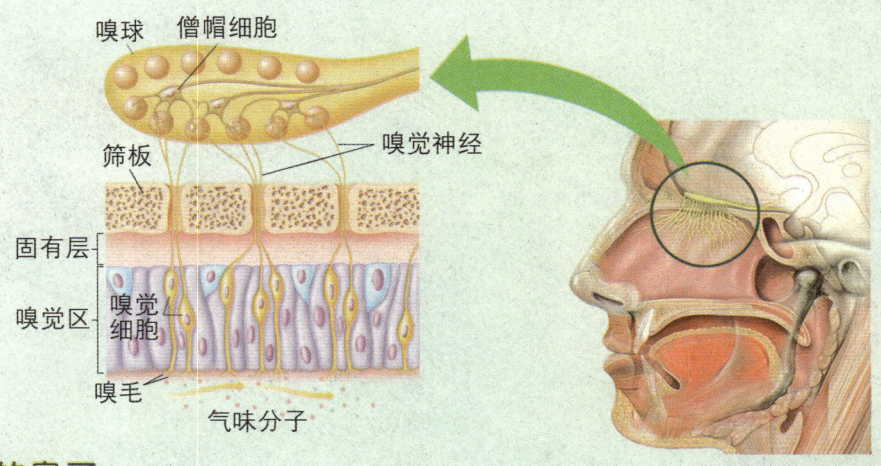

神奇的鼻子

不要看鼻子小小的，鼻黏膜的表面积只有2平方厘米，但黏膜上的嗅细胞大约有500万个。当空气中具有气味的微粒被吸入鼻腔内，嗅觉区的嗅觉细胞就会接触到这些微粒，将这些气味的微粒通过神经传递到大脑嗅觉中枢，经过大脑翻译，人们就能闻到气味了。鼻子不仅能分辨气味，还有呼吸、局部免疫、辅助发声的作用。

鼻子——人体的天然空调

鼻子是空气进入呼吸道的第一关。空气中的灰尘、细菌等都被鼻黏膜和鼻毛阻挡在外面。除此之外，鼻子还对进入肺部的空气有加温、加湿的作用。鼻腔的血管非常多，丰富的血管可以散发大量的热能。当冷空气"过境"时，血管散发的热能就会将冷空气加温至30℃～32℃，使得气温接近体温。这样空气进入气管和肺部，就没有刺激作用了。

鼻腔一天分泌的黏液可以达到1000毫升左右，而鼻腔一天吸入的空气会耗去700毫升左右的黏液。当空气进入咽部时，湿度已经提高了大约75%，所以咽部不会有干燥的感觉。

为了让鼻子能很好地发挥其过滤、加湿、加温的功能，平时我们要好好地保护鼻子，不要用手挖鼻孔。鼻子里的鼻毛和黏膜都非常娇嫩，用手挖鼻孔时很容易使鼻毛掉落、黏膜受伤，手上的细菌也很容易进入伤口，使鼻子生病。

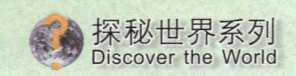

探秘世界系列
Discover the World

狗的鼻子比人的鼻子灵敏吗?

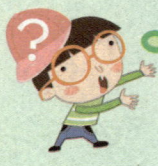

狗的鼻子里有2亿多个嗅细胞,是人类的40倍。辨别气味的能力比人类强1000倍。

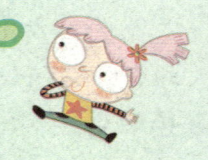

感冒了,鼻子出故障了

平时我们说的"伤风""感冒",其实就是急性鼻炎。当人们患上感冒时,鼻黏膜就会肿胀,气味就很难刺激到鼻腔中的嗅细胞,鼻子就失去了分辨气味的能力。一般来说,急性鼻炎的周期是7天。在此期间,人们可以观察鼻涕的变化:感冒初期,鼻涕呈清水状;感冒中期,鼻涕慢慢变黄;到了感冒后期,鼻涕就呈浓黄色。所以,当鼻涕呈浓黄状色,就意味着感冒快好了,鼻子要恢复健康了。

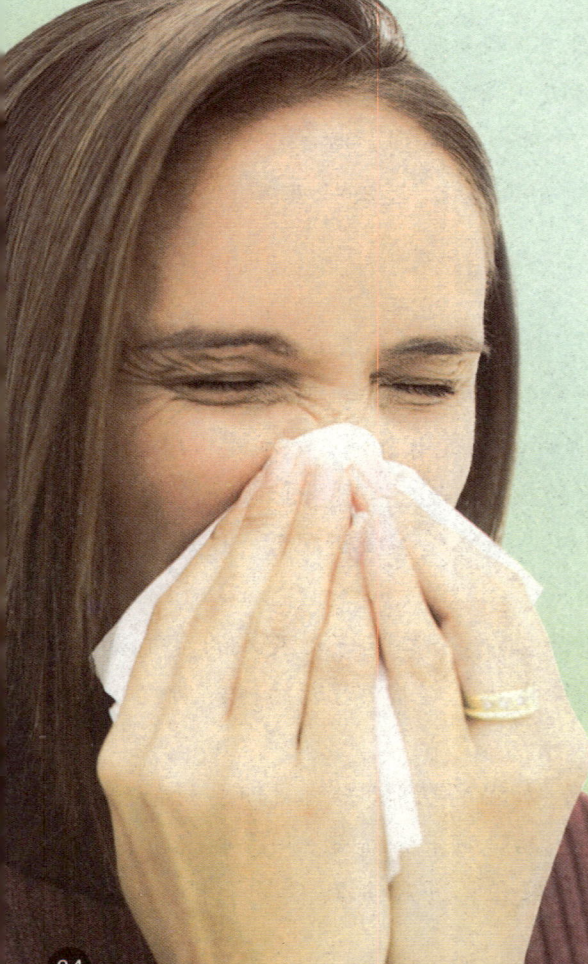

神奇人体之谜 SHENQI RENTI ZHI MI

一个喷嚏的威力

当鼻子受到刺激或感冒时，人们就会打喷嚏，将鼻腔内的有害物质驱赶出去。当人们打喷嚏时，从鼻子喷出的气体，其速度可以达到每小时150千米，比子弹的速度还要快。当然，平时你可不能对着别人打喷嚏，特别是在餐桌和对话中。打喷嚏时，应该把你的头转过去，并用两只手捂住嘴巴和鼻子，打完喷嚏后应该对同伴说句"对不起"。

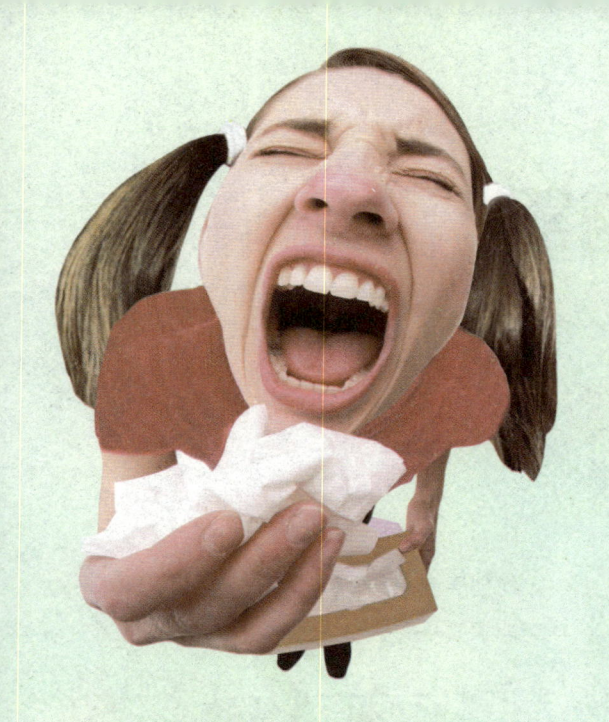

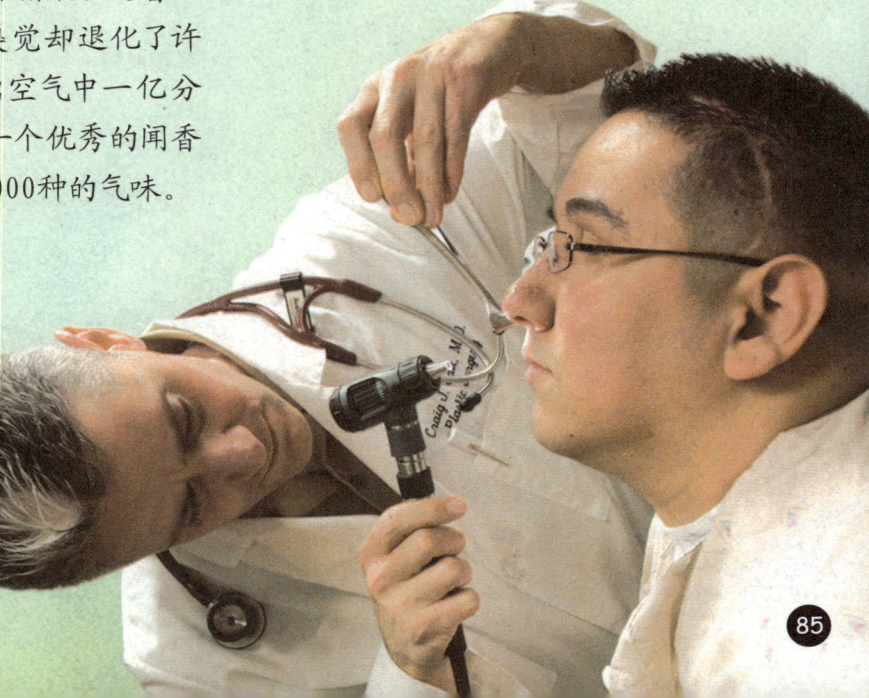

人可以分辨出多少种气味

原始人的嗅觉非常的敏锐，就像动物一样，可以根据猎物残留在空气中的气味来追踪猎物。随着人类的进化，人们的嗅觉却退化了许多，现代人仅能闻出空气中一亿分之一的气味。比如，一个优秀的闻香师也只能分辨大约3000种的气味。

食物切割器
——牙齿

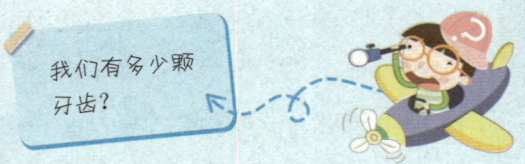

我们有多少颗牙齿？

牙齿是人体中最坚硬的器官，它们形状不一，有的尖，有的扁，而且各自都有自己的名字。位于最前面的上、下两排扁扁的牙齿叫门牙，它们属于切牙，负责切割进入口中的食物，使食物便于在口腔咀嚼。门牙旁边尖尖的牙齿是犬牙，它们属于尖牙，负责撕碎食物。后面白白胖胖的大牙是大白齿。白齿属于磨牙，就像磨盘一样负责把食物嚼烂、磨碎。

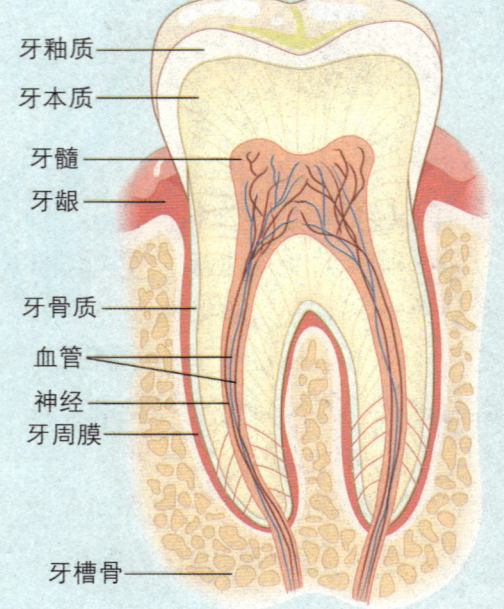

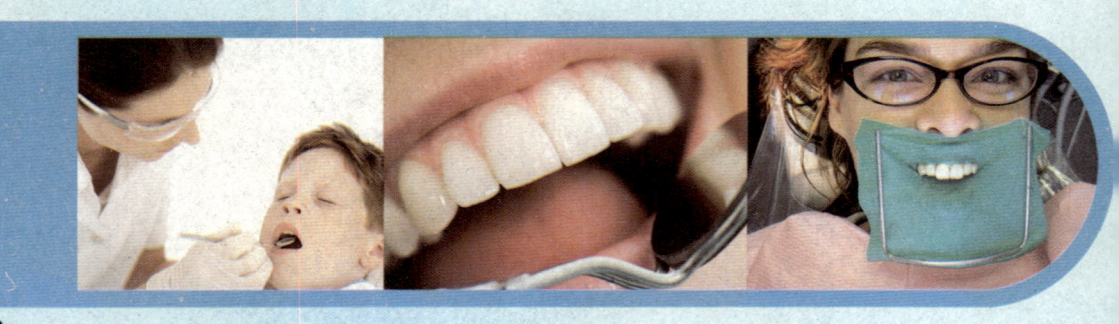

牙釉质
牙本质
牙髓
牙龈
牙骨质
血管
神经
牙周膜
牙槽骨

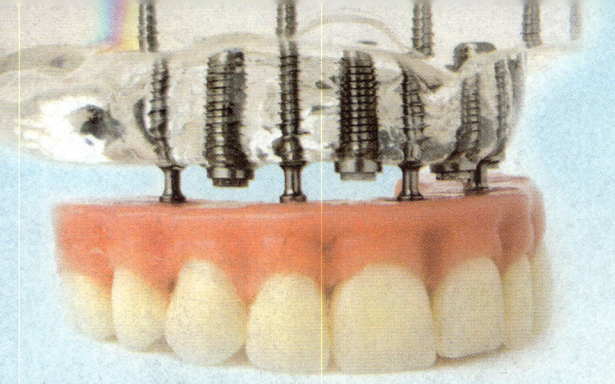

牙齿1.0——乳牙

人的一生会有两副牙：乳牙和恒牙。乳牙是我们生下来以后长的第一副牙齿，一共有20颗。虽然刚出生时，人没有牙齿，但实际上牙齿一直静静地待在牙床里。妈妈怀孕第七周的时候，乳牙胚就已经形成了，出生时20颗乳牙的牙冠就全部形成了。乳牙随着人一起成长，当孩子两岁半的时候，20颗乳牙就全部长齐了。这20颗乳牙会陪伴我们度过6～7年的时光。

牙齿2.0——恒牙

当我们长到6～7岁时，乳牙开始脱落，乳牙的牙床里开始长出新的牙齿来替代乳牙，这些新生的牙齿就是恒牙。乳牙不会一次都脱落，整个换牙过程会经历6年左右的时间。大约到12～13岁，乳牙全部被恒牙替代，进入了牙齿2.0时代。

成年人一般有28～32颗牙。一般情况下，恒牙会陪伴我们度过很长一段时间。当我们衰老或保护不当时，恒牙就会掉落，离开我们。

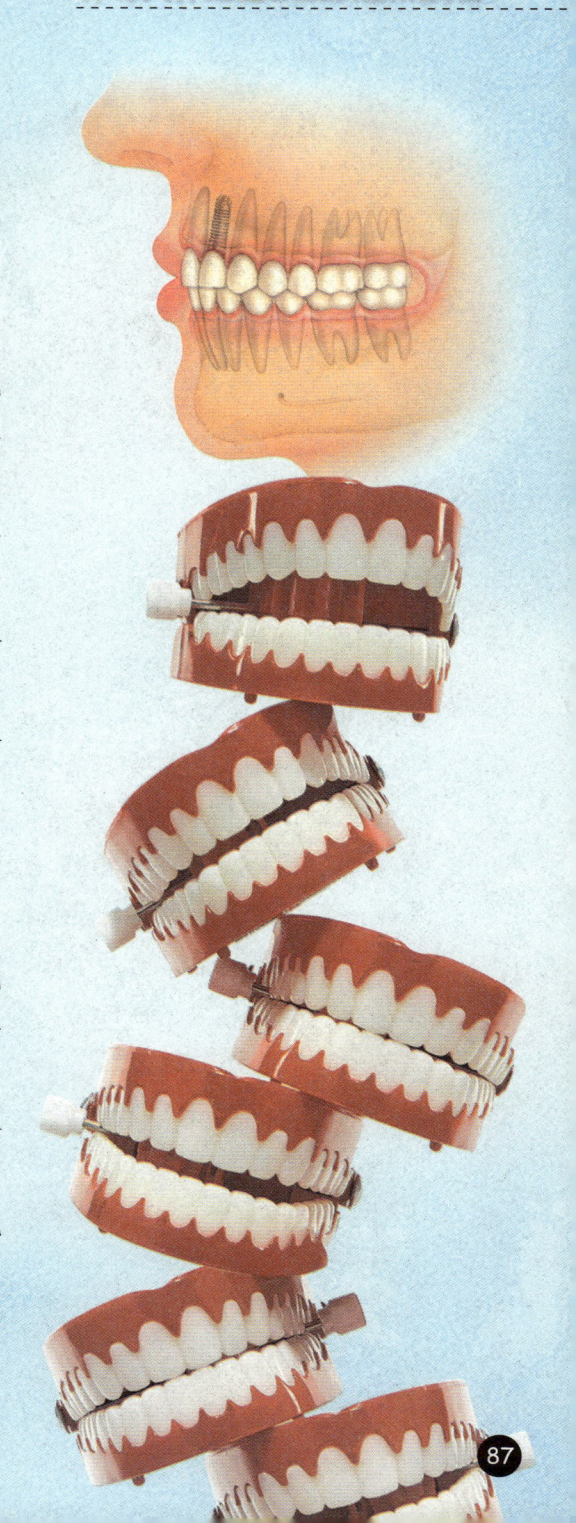

健康牙齿　受到细菌腐蚀　　牙本质被腐蚀

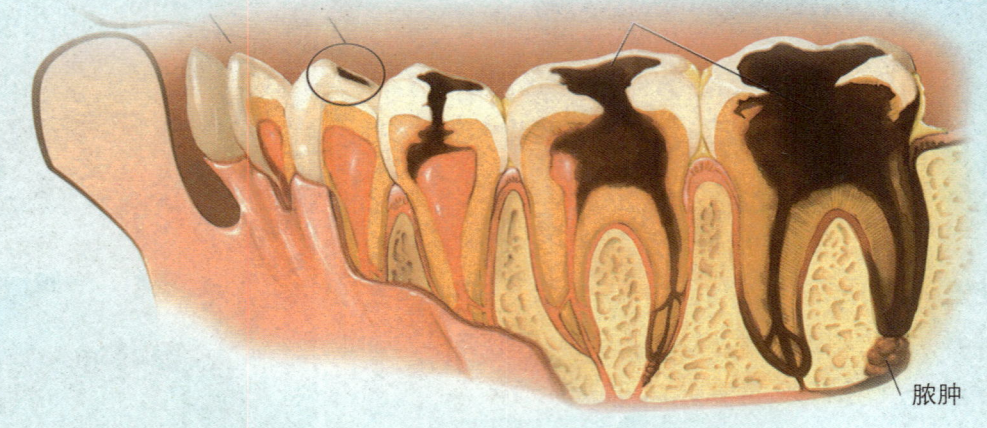

脓肿

牙齿里会有虫子吗

有人说："牙齿里有小虫子，它们在牙齿里打洞做窝，蛀空牙齿，所以我们经常会牙痛。"这是真的吗？答案是否定的。牙齿并不是被小虫子破坏的，其实牙齿是被细菌破坏的。细菌将牙齿中的食物残渣的糖分转化成酸，酸会慢慢地腐蚀牙齿，在牙齿上形成一个小洞。细菌趁机进入小洞，小洞就会越来越深，越来越大。这种情况称为龋齿，也就是平时我们说的蛀牙。

我国的人群中，约有40%～60%的人患有龋齿。儿童患龋齿的百分率更高，达到70%以上。为了保护我们的牙齿，临睡之前不要吃糖果、糕点等甜食，平时也要少吃甜食；养成良好的口腔卫生习惯，做到早晚刷牙、饭后漱口。

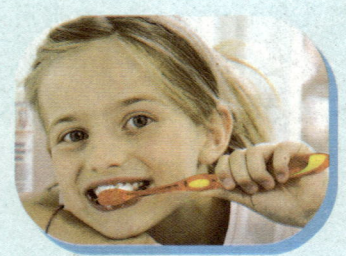

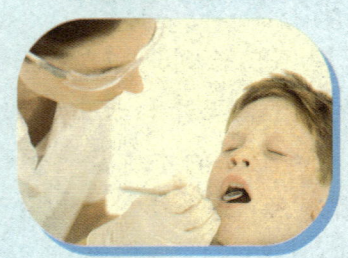

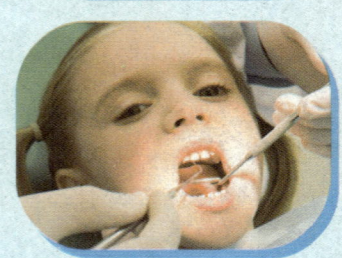

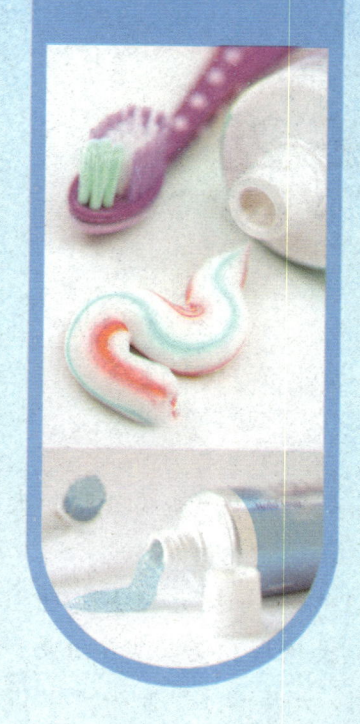

牙膏——牙齿的沐浴露

牙膏是保护、清洁牙齿的必备品，主要是由摩擦剂、发泡剂、润滑剂、调味剂和其他一些添加成分等制成的。牙膏最早由古埃及人发明，随着科技的发展，现在的牙膏已经不仅仅是单一的清洁型牙膏，美白、防蛀、防口臭……各种功能一应俱全。

一管牙膏不能用太久时间，一般不要超过1个月。各种类型的牙膏应轮换着用，而且一家人最好不要合用一管牙膏，这样容易导致细菌交叉感染。

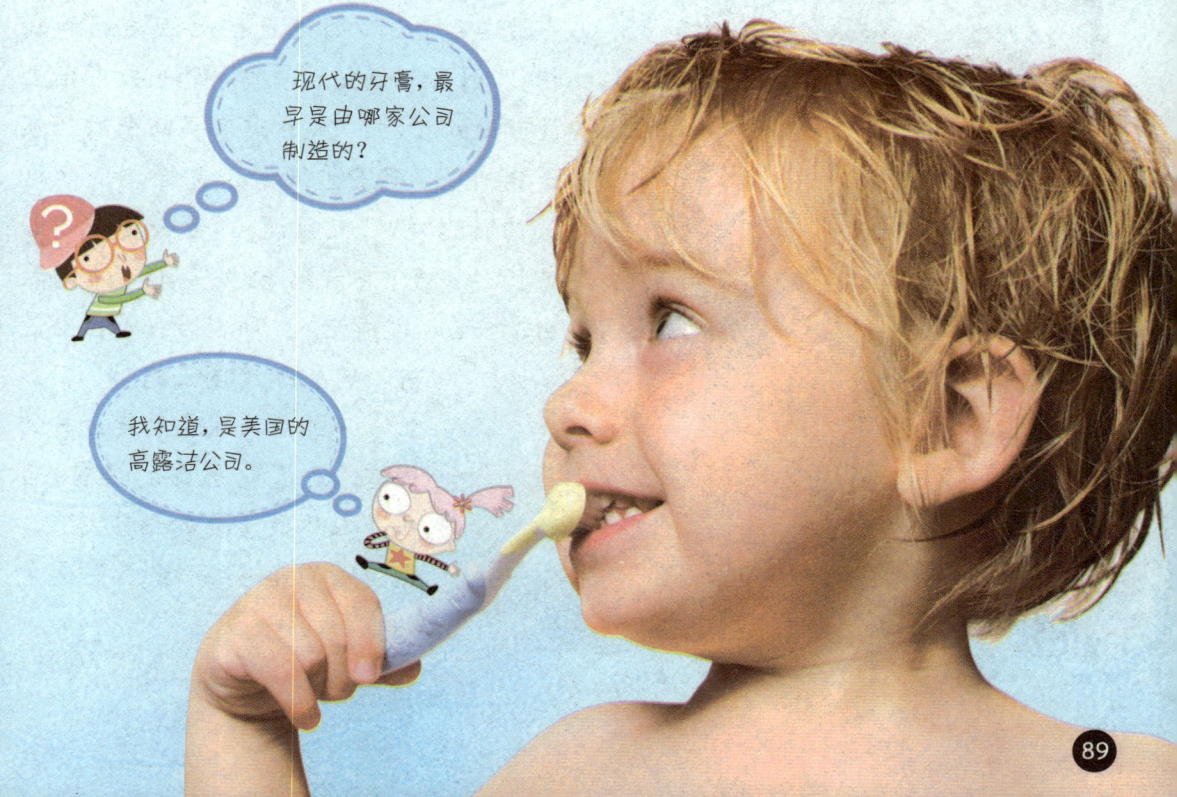

> 现代的牙膏，最早是由哪家公司制造的？

> 我知道，是美国的高露洁公司。

灵活百变的舌头

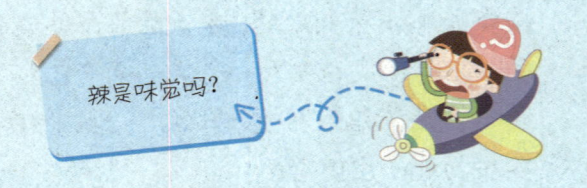

辣是味觉吗？

《伊索寓言》中有一篇《国王和大臣》的寓言。

一天，国王吩咐一位大臣去买世上最美好的食物，大臣把猪舌头买了回来。国王问他原因，大臣说："舌头可以说出最美的语言，因此是世上最美好的食物。"国王不满地说："那你再去买世上最可怕的食物。"大臣这回买回来的仍然是猪舌头。国王觉得十分奇怪，问："这是为什么呢？"大臣说："舌头是人间最可怕的东西，它经常挑拨是非，颠倒黑白，把死人说成活人。所以舌头是世上最可怕的东西。"国王默然。

不管舌头说出的是最美的语言，还是最恶毒的语言。舌头是人体最重要的语言器官，也是人们能够品尝到各种美食的重要助手。

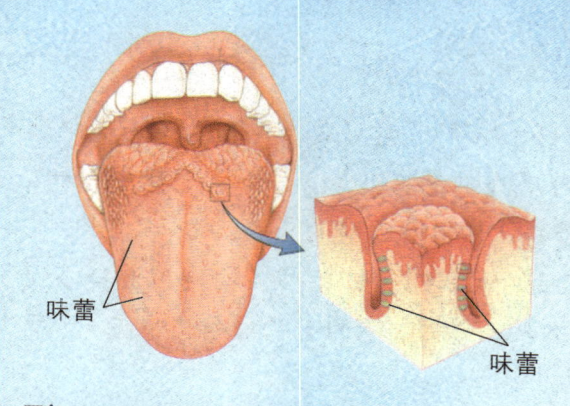

神奇人体之谜 SHENQI RENTI ZHI MI

多面手——舌头

舌头是全身最柔韧的部位，它可以任意改变自己的形状和长度。

舌头不是一块普通的肌肉，它的内部肌纤维纵横交织，肌纤维收缩时能改变舌头的形态，而当舌内肌与舌外肌协同工作时，舌头就能进行复杂而灵活的活动。

不过，在大多数情况下，舌头是一个低调的器官。当我们对着某人滔滔不绝时，当我们细细品尝美味时，当我们用箫吹奏一首委婉、哀怨的乐曲时，我们可能还没意识到，这些都是舌头的功劳。正是因为有了它，人们才能咀嚼、吞咽、呼吸；正是因为有了它，人们才能说话、唱歌和吹奏乐器等。

味蕾

酸甜苦辣舌能知

舌头上面有许多小红点，它们叫做"味蕾"。味蕾能感受酸、甜、苦、咸等味觉。这些味觉在舌头上都有一定的分布区域：舌尖可以分辨出甜味，舌两侧的前部可以尝出咸味，舌两侧的后部可以尝出酸味，而舌根则负责苦味。其他复杂的味道则是这四种味觉不同比例的组合。至于辣味，它并不属于味觉，它是一种痛感。

四种味觉感知分布图

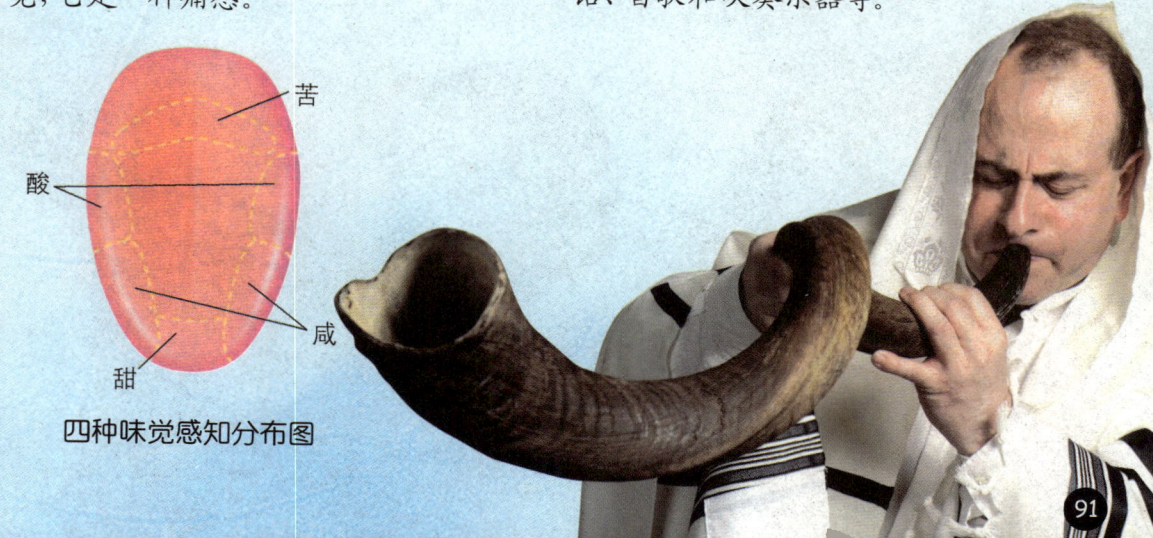

长舌妇的舌头究竟有多长

"妇有长舌,维厉之阶"语出《诗经·大雅》,意思是女人的长舌头是祸患的根由,现在比喻那些好说闲话、爱搬弄是非的人。所以长舌妇并不是说女人的舌头有多长。一般来说,正常人的舌头能伸出嘴巴外的长度为4～7厘米。

不过,一个生活在美国加利福尼亚州的20岁男孩,可以轻松地用舌头舔到自己的眼睛,还能用舌头来发短信。有人测量过,他的舌头能伸出嘴巴外9厘米,他可以称得上是"长舌男"了。

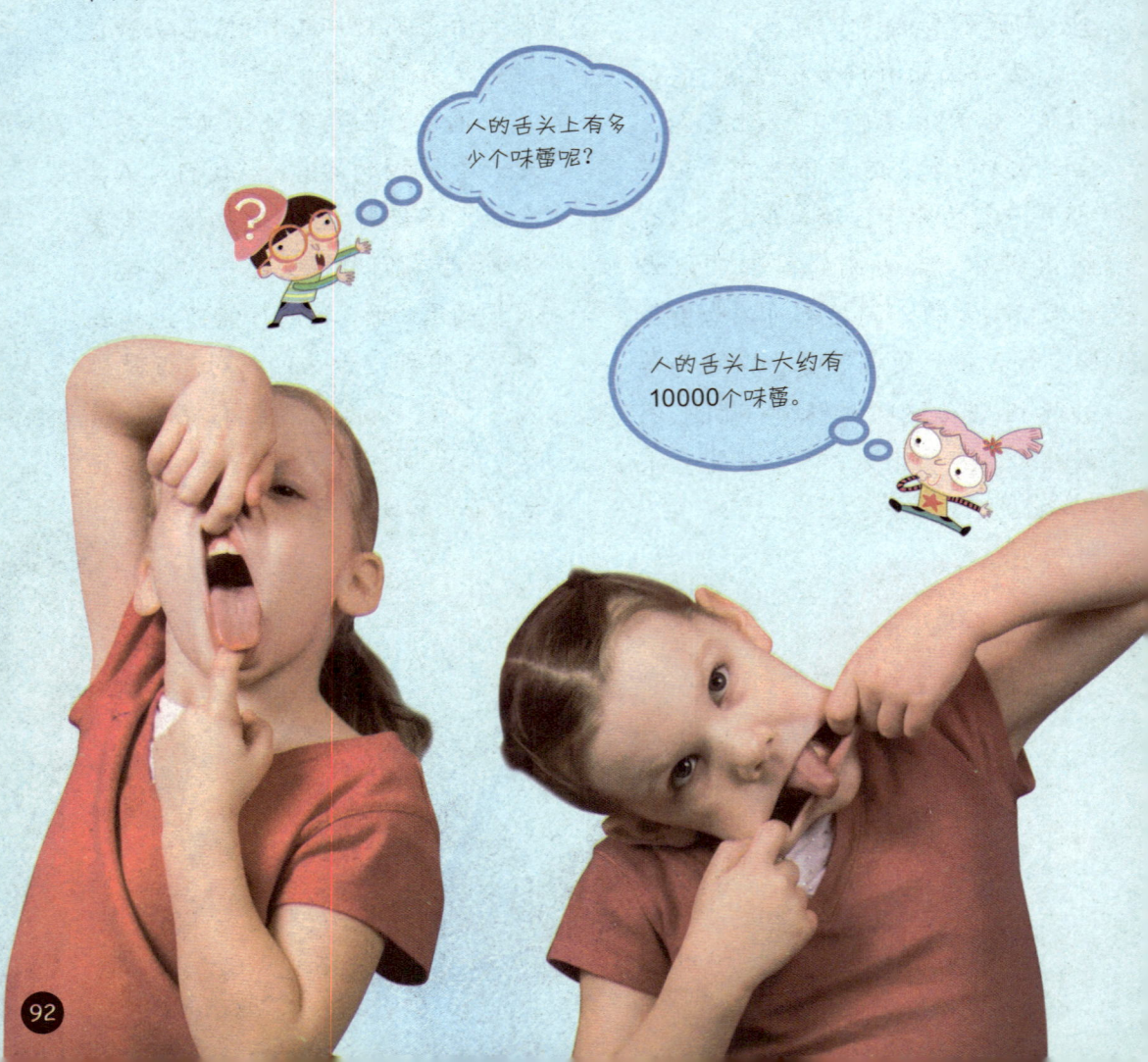

人的舌头上有多少个味蕾呢?

人的舌头上大约有10000个味蕾。

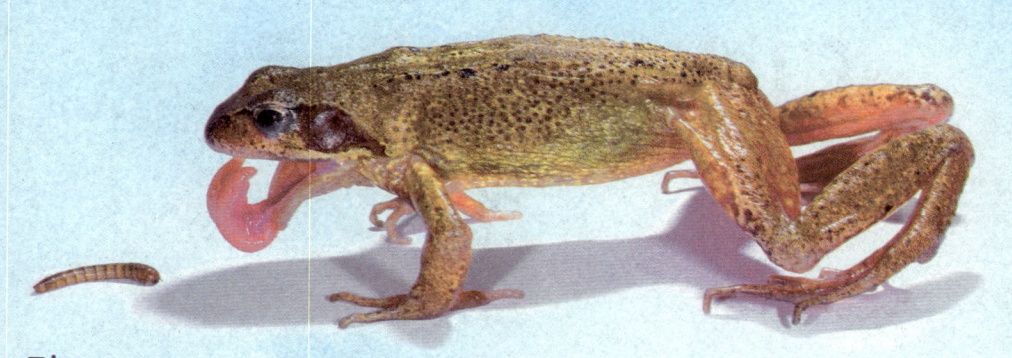

动物的舌头

对动物来说，舌头不仅是进食时的搅拌器，而且还有很多别的用处。比如，青蛙的舌头可以用来捕食。青蛙的舌根长在口腔底部的前端，舌尖却伸向口腔里面。它的舌头又长又宽，舌尖分叉，舌头表面布满着黏液。当昆虫在它身边出现时，它会张开嘴巴，迅速将舌尖伸出嘴巴外，把昆虫粘住，卷进嘴巴里。而蛇的舌头却担当着鼻子的角色，蛇的舌头前端分叉，俗称"信子"。信子不停地吞吐，收集周围环境中的气味颗粒，当信子缩回时，前端的分叉插入位于口腔壁上的洞穴，洞穴内的嗅黏膜就会将信息传递给蛇的大脑。

舌头——身体健康的缩影

中医看病时，讲究望、闻、问、切。其中的望诊包括一般望诊和舌诊两部分。一般望诊包括望神、察色，望形态，望五官等；舌诊包括望舌质、望舌苔。中医认为，健康人的舌头应该舌体柔润，舌质淡红，舌苔薄而均匀，干湿适中。如果你的舌苔呈黑褐色，出现龟裂，还伴有口臭时，你有可能染上伤寒了；如果你的舌头表面没有舌苔，像镜子一样光滑，那你有可能营养不良。

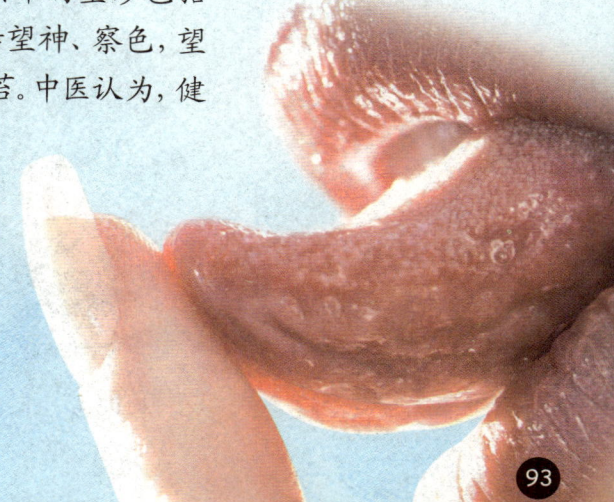

口水其实是个宝

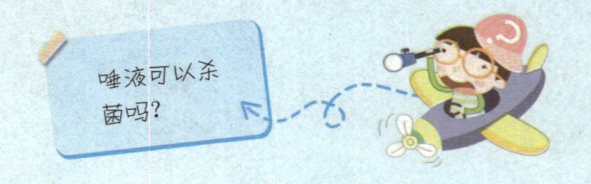

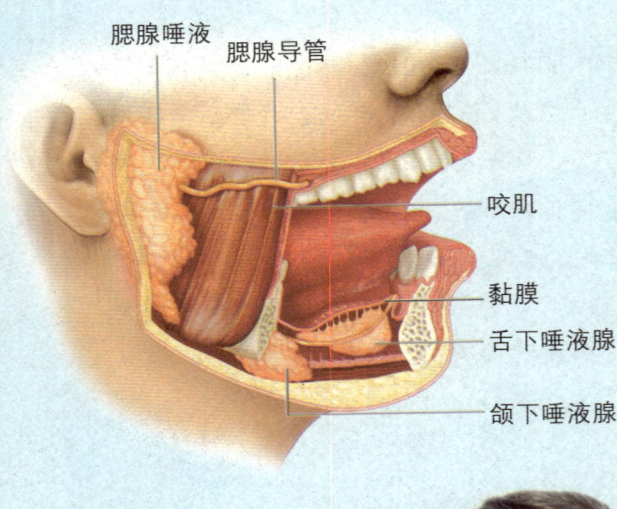

唾液可以杀菌吗?

腮腺唾液
腮腺导管
咬肌
黏膜
舌下唾液腺
颌下唾液腺

人的口腔内一天到晚都是湿漉漉的,这些湿润的液体便是唾液,也就是口水。在人的口腔附近有三对唾液腺。它们像三条"小溪",每时每刻都在分泌唾液。这些唾液通过唾液管运送到口腔。人的唾液中99%是水,最后大部分都被吞回肚子里了。

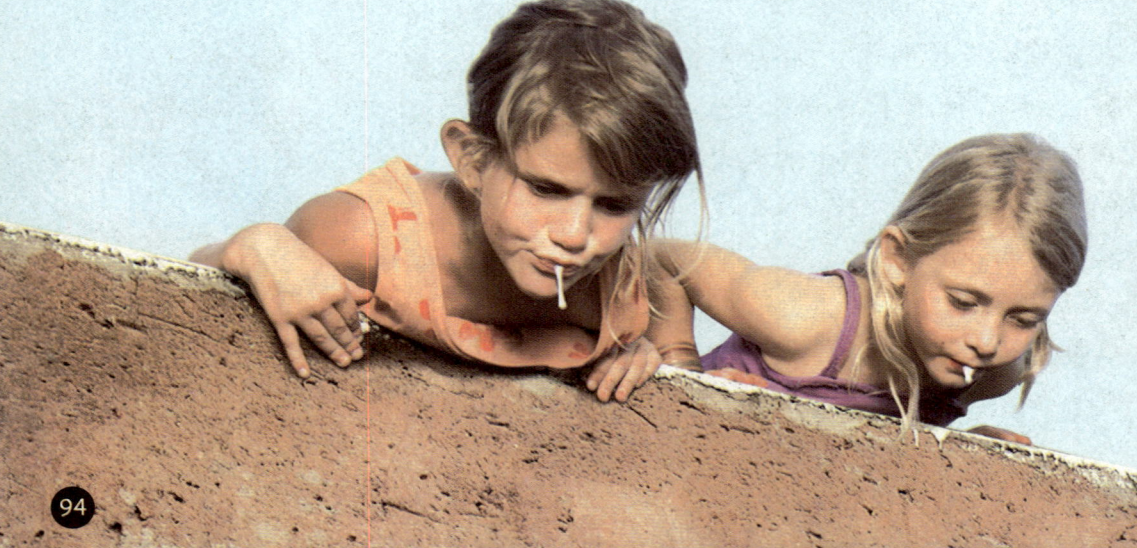

唾液是润滑剂

人们在咀嚼食物时，光靠坚硬的牙齿是远远不够的，还要靠唾液来帮忙。唾液是一种消化液，含有淀粉酶，能初步分解淀粉和碳水化合物，让食物变得更柔软、更湿润。同时，唾液还能润滑咽和食道，方便食物顺利进入肠胃中。此外，唾液的润滑作用能滋润喉咙，让你的声音更加清澈、洪亮。

唾液是调味剂

当看到美食时，你会不自觉地流口水。这是因为大脑对美食的记忆引起了唾液腺分泌唾液，同时让你湿润的口腔做好了迎接美食的准备。当美食送入口中，唾液能刺激舌头上的味蕾，以辨别食物的味道，中和或稀释味道太重的食物，让你享受食物的美味。而且，唾液中的淀粉酶能将淀粉分解为麦芽糖。这就是馒头越嚼越甜的原因。

唾液是消毒剂

在野外，如果你受了伤，身边又无药可用的情况下，不妨在伤口上涂上些口水。不要觉得这很恶心，唾液中含有一种特殊的物质，具有杀菌、消毒、帮助止血的作用，还可以加速伤口的愈合。

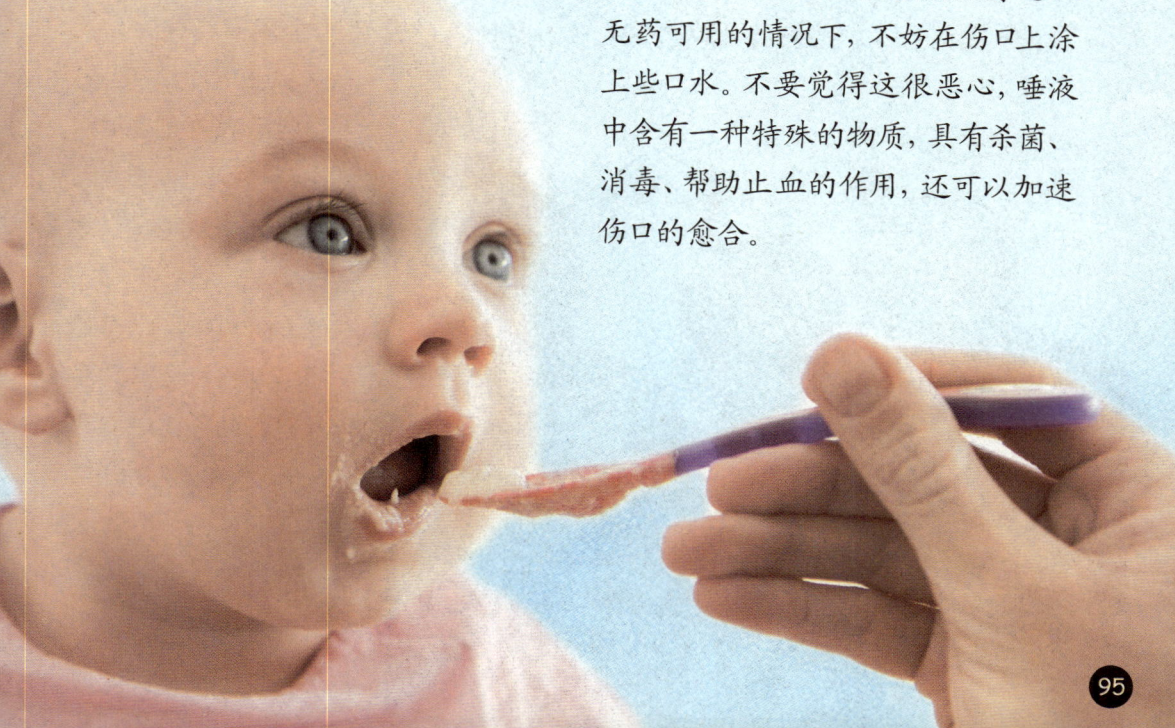

多功能的动物唾液

刺猬每天都要用舌头舔脸、腹和背上的每根刺，在全身涂上唾液。这样，它就不怕毒蛇了，还能和毒蛇进行搏斗。

燕子的唾液能把泥团粘合起来，修筑牢固的窝。金丝燕用唾液与海藻等混合，筑成"燕窝"。燕窝是极其名贵的药材，也是健身的高级补品。

蜘蛛的唾液是催化剂。当蜻蜓、蚊子、苍蝇等落到蜘蛛网上时，蜘蛛就把唾液注射到这些猎物的体内，使它们的身体化成液体，然后慢慢地吸吮。

青蛙的唾液的黏性很大。当虫子飞来时，青蛙舌头一伸，能很快地把飞虫粘住，然后吞进肚子里。

肯尼亚马赛族人的特殊礼仪——吐口水

在肯尼亚，有一个古老的东非民族——马赛族。马赛族人有一种特殊的见面礼：吐口水。这里的吐口水与人们日常所见的意义完全不同。不仅如此，小孩出生时，他们也要往小孩身上吐口水，并说一些坏话。他们相信只有说坏话，才能够养活这个小孩。当他们和年龄比自己大的人握手之前，要先往自己的手上吐口水以表示对前辈的尊重。

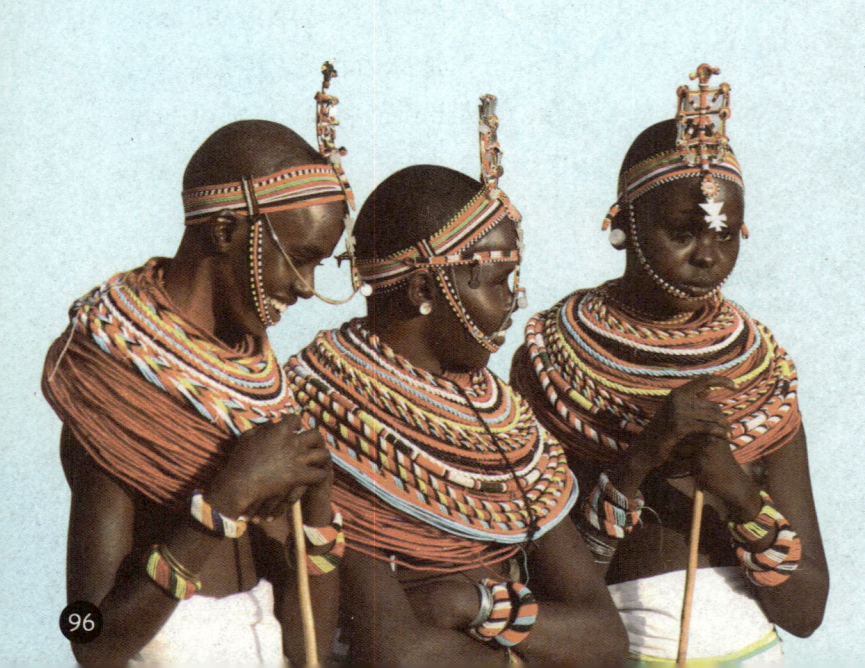

望梅止渴

东汉末年,曹操率领部队讨伐张绣。一天,天气热得出奇,骄阳似火,天上一丝云彩也没有。军队在弯弯曲曲的山道上行走,两边密密的树木和被阳光晒得滚烫的山石,让人透不过气来。到了中午时分,士兵的衣服都湿透了,行军的速度也慢了下来,有几个体弱的士兵竟晕倒在路边。

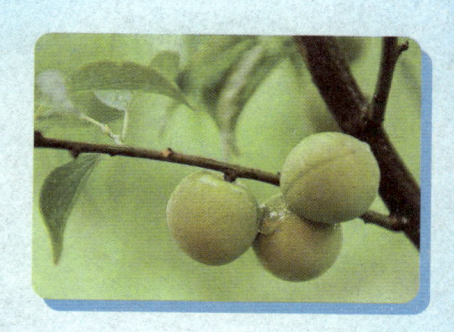

曹操看到行军的速度越来越慢,担心贻误战机,心里很是着急。可是,眼下几万人马连水都喝不上,又怎么能加快速度呢?他立刻叫来向导,悄悄问他:"这附近可有水源?"向导摇摇头说:"泉水在山谷的那一边,要绕道过去,路程很远。"曹操想了一下说,"不行,时间来不及。"他看了看前边的树林,沉思了一会儿,对向导说道:"你什么也别说,我来想办法。"他知道此刻即使下命令要求部队加快速度也无济于事,于是他灵机一动,夹紧马肚子,快速赶到队伍前面,用马鞭指着前方说:"士兵们,我知道前面有一大片梅林,那里的梅子又大又好吃,我们快点赶路,绕过这个山丘就到梅林了!"士兵们一听,仿佛嘴里已经吃到梅子,精神大振,步伐不由得加快了许多。

成语"望梅止渴",比喻用空想安慰自己或他人。曹操利用人对梅子酸味的条件反射,成功地克服了干渴的困难。

唾液中有细菌吗?

唾液刚从唾液腺中分泌出来的时候是完全没有细菌的,但在口腔内转几圈之后,就会聚集成千上万个细菌。

食物一日游

人们吃下去的食物要过多久才被拉出来？

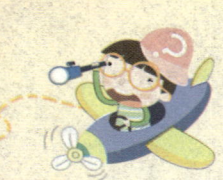

器官标注： 口腔、舌头、唾液腺、咽、食管、肝脏、胆囊、胃、胰腺、小肠、大肠、阑尾、直肠、肛门

人的生命需要源源不断的能量，食物是能量产生的起点。食物进入人的口中，经过研磨、搅拌、融化、分解等艰难的"旅程"，一部分转化成强大的能量输送到身体的各个部落，成为生命的原动力；另一部分作为食物残渣，形成粪便后排出体外。

食物旅行记

第一站——口腔碎食机 食物入口后，经过牙齿的咀嚼研磨，被分割成细小的碎块，之后在唾液和舌头的帮助下慢慢进入食道。

第二站——胃部分解车间 食物通过食道进入胃部。胃慢慢蠕动分泌出一种叫胃液的酸性液体，它能将食物消化成糊状送入小肠。

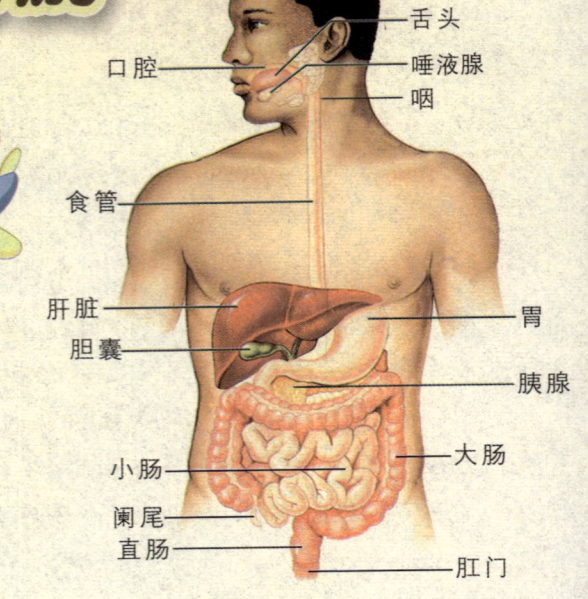

第三站——运送养分的小肠 小肠用肝脏和胰腺分泌出来的消化液将食物进行分解，保留人体所需的各种养分，这些养分会通过小肠壁下的血液循环系统运送至我们全身。

第四站——处理垃圾的大肠 小肠吸收养分后把剩下的杂质运送到大肠。大肠吸走杂质中的水分和矿物质，再将剩下的残渣运送到直肠。

第五站——垃圾排泄管 直肠中的杂质在第二天会通过肛门噗噗地排出体外，这就是大便。

一顿饭的消化时间

食物从口腔进入人体，会经过艰难的旅程。从口腔到肛门的整个通道叫做消化道，它的长度大约是一个人身高的6倍。不同的食物从口腔进入，再从肛门排出，所用的时间是不一样的，一般需要12～28个小时。

如果人倒立着，食物会从嘴里喷出来吗

食物一旦吃进肚子里，即使人们头朝下、脚朝上倒立着，食物也不会从嘴里掉出来。因为在食管和胃连接的地方，有一块小小的肌肉，叫做贲门。当人们咽下食物时，这块肌肉会像一扇门一样自动开启，让食物通过。等食物进入胃后，贲门自动紧缩，堵住通道。这样，即使人倒立着并张大嘴巴，食物也掉不出来了。

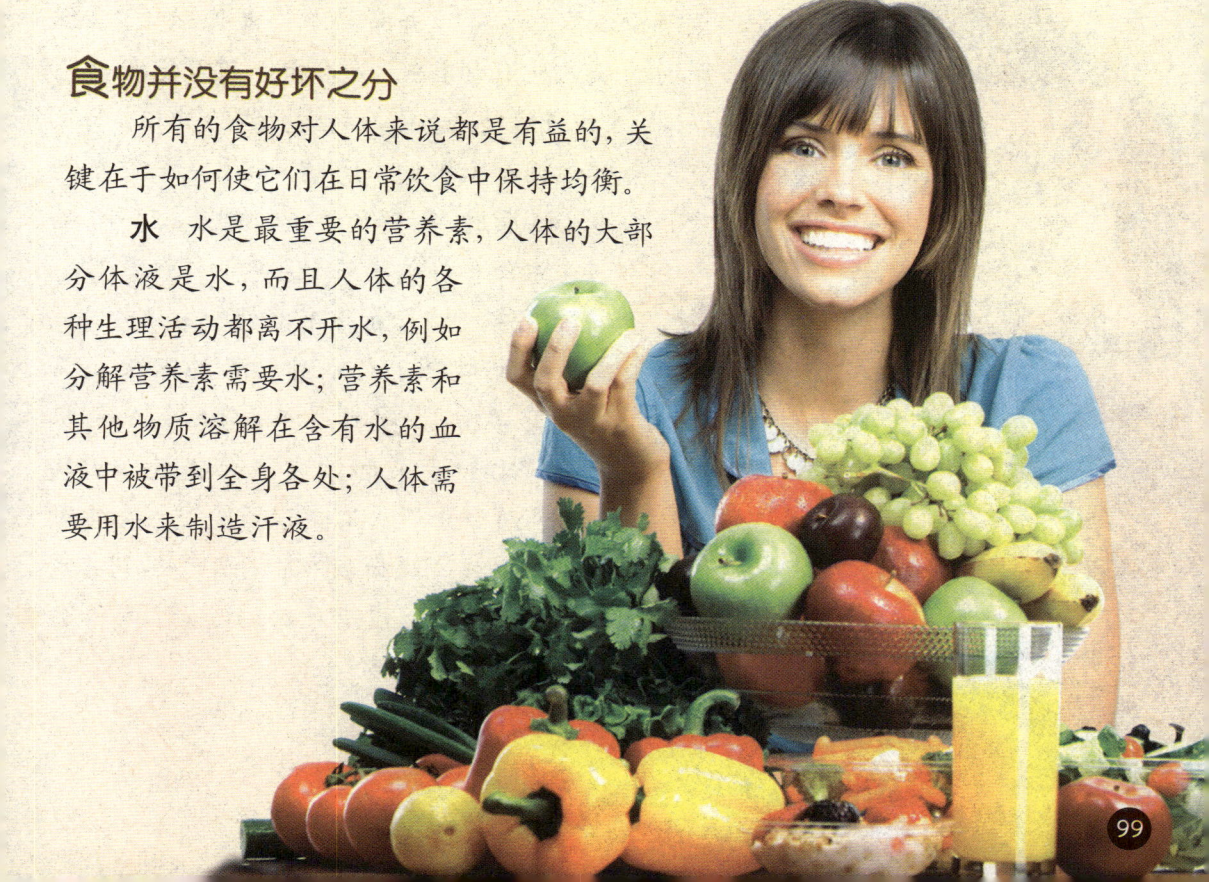

食物并没有好坏之分

所有的食物对人体来说都是有益的，关键在于如何使它们在日常饮食中保持均衡。

水 水是最重要的营养素，人体的大部分体液是水，而且人体的各种生理活动都离不开水，例如分解营养素需要水；营养素和其他物质溶解在含有水的血液中被带到全身各处；人体需要用水来制造汗液。

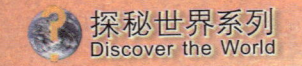

正常情况下，人体每天需要摄入大约2升的水。人们可以通过喝水和饮料，或摄入一些含有大量水分的食物，比如水果和蔬菜等来满足人体对水的需要。如果天气很热或经过剧烈运动，人们就需要喝更多的水来补充身体所流失的水分。

食物纤维　比如蔬菜等食物中富含食物纤维，它能促进肠道蠕动，使食物沿着长长的通道一路顺畅地通向"厕所"。

蛋白质　比如鱼、虾、鸡蛋等食物中含有丰富的蛋白质。蛋白质有助于身体强壮，使人们变得更有力气。

碳水化合物　比如土豆、番薯、米饭等食物中存有充足的碳水化合物。这些食物被人体消化后变成糖，并转化成人体所需的能量。

脂肪　比如猪肉等食物中富含脂肪，脂肪能调节荷尔蒙（激素），并帮助人体吸收维生素。但脂肪的摄入也有利有弊，如果摄入过多饱和性脂肪，如牛肉或汉堡等，将不利于人体的健康，而且它还会让你拥有肥肥的小肚腩。而像坚果类食物中的不饱和性脂肪，则有利于人体健康。此外，坚果中含有的氨基酸和丰富的维生素对补充脑部所需营养很有益处。

矿物质　人体对营养的需求还离不开矿物质，矿物质即通常所说的无机盐，比如菠菜和胡萝卜等就富含矿物质。蔬菜中还含有丰富的铁质，铁质对肌肉的发育及血液中氧的输送起到非常重要的作用。没有足够的铁质，人体会很容易感到疲劳。

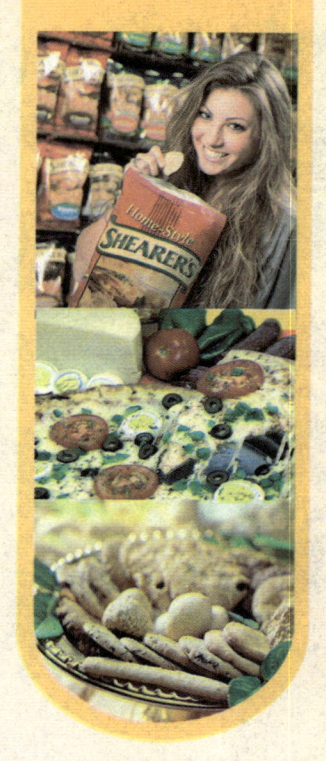

乱吃零食的坏处

青少年正处于生长发育的关键时期，对能量和各种营养素的需要量比成年人相对要多。零食，虽然满足了"嘴"的要求，但往往会影响正餐时的食欲，妨碍消化系统功能。结果，必需的营养素得不到保证，热量摄入也不够，这样必然会影响身体的健康。

可怕的零食

果冻 果冻不仅不能补充营养，甚至会妨碍某些营养素的吸收。市场上销售的果冻，其实很少含有真正的果汁，它的基本成分是一种不能被人体吸收的碳水化合物——卡拉胶。果冻的果味主要来自精制糖，而香味则来自人工香精。

薯片 薯片的营养价值很低，还含有大量脂肪和能量，吃多了会使胃部饱胀，破坏食欲，容易导致肥胖。同时，这类油炸的膨化食品还是皮肤的大敌。

话梅 话梅的含盐量过高，如果人体长期摄入大量的盐分，会诱发高血压。

口香糖 口香糖的营养价值几乎为零，却含有防腐剂、人工甜味剂等。除了能粘去牙齿上的一点点食物残渣外，它对人体的健康没有任何好处。

你知道多吃菠菜，有何好处吗？

我知道。菠菜中含有人体所需的矿物质，对身体的健康起到非常重要的作用。

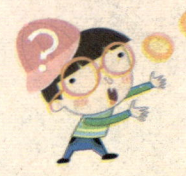

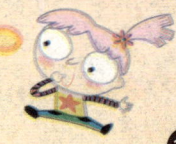

会闹情绪的大口袋——胃

为什么有时候我们会气得胃疼？

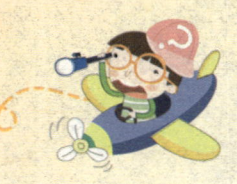

胃是人体的消化器官，它就像一只神奇的大口袋，接纳着人们咽下的各种食物。在任劳任怨的一生中，胃承担着帮助人体保管、处理多达50吨食物的重任。

胃的模样

胃的外观并不十分有魅力，它的外形像字母"J"，犹如一个大口袋。它的表面十分光滑，呈粉红色，里面布满褶皱。

当胃空空的时候，会缩成很小的一团，就像泄了气的气球。一旦有食物进入，胃表面的褶皱就会伸展开来，慢慢变大。一个成年人的胃最多可以容纳1.5～2升的食物和液体，而且还会将胃里的食物按顺序排列起来，以便更好地消化食物。

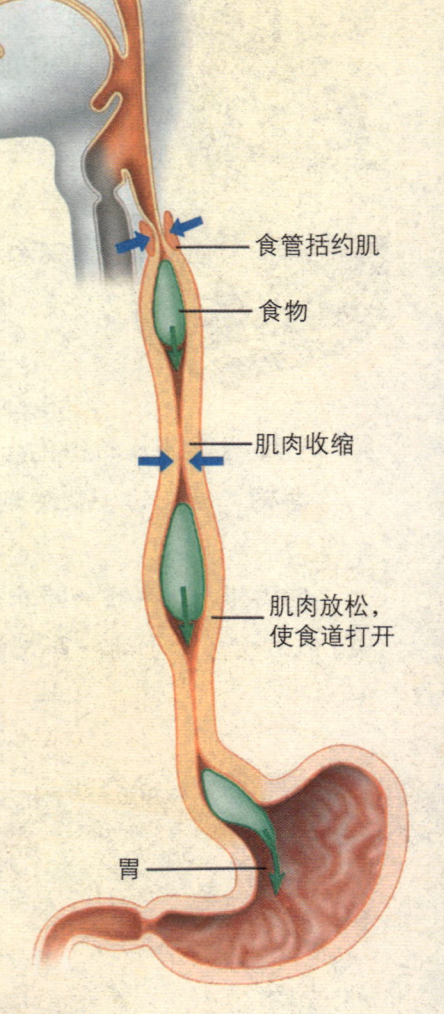

食管括约肌
食物
肌肉收缩
肌肉放松，使食道打开
胃

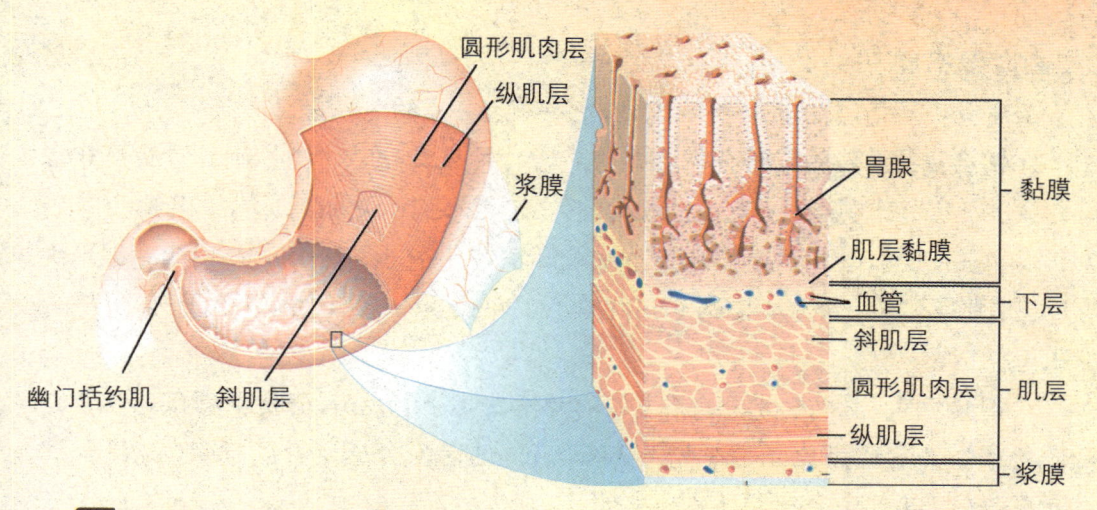

神奇人体之谜 SHENQI RENTI ZHI MI

圆形肌肉层
纵肌层
浆膜
胃腺
肌层黏膜
血管
斜肌层
圆形肌肉层
纵肌层
浆膜
黏膜
下层
肌层
幽门括约肌
斜肌层

厉害的胃液

消化食物时，胃需要一种液体帮助融化食物，人们将这种液体称为胃液。胃液是由胃的内膜细胞产生的一种液体，含有能消化食物中蛋白质的胃蛋白酶。胃液的酸性很强，它溅到衣服上会烧出一个洞，甚至可以将金属熔化。但是如果没有这种强酸，胃就不能正常地发挥它的功能。胃液的酸性这么强，为什么不会把胃烧穿一个洞呢？那是因为胃液中含有黏液，它给胃涂上了一层保护膜。当食物进入胃里，这种黏液会把食物包裹起来，既润滑食物，又保护胃黏膜，同时还能把食物中的细菌杀死，并和蛋白酶等联合起来，分解消化食物，使小肠更容易消化和吸收食物中的养分。

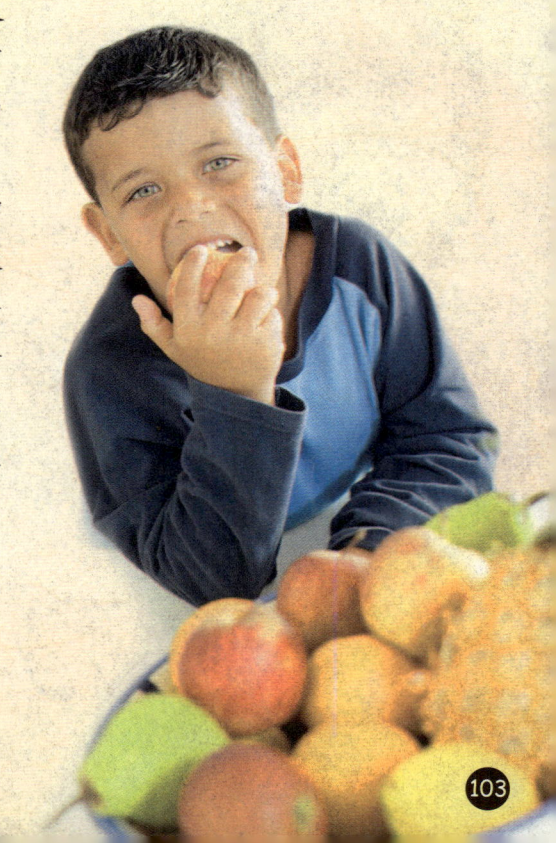

103

胃的喜怒哀乐

胃并不只是像机器一样地工作，它也有着丰富的"感情"。

胃会高兴 人的胃肠道拥有非常丰富的神经细胞，对外界刺激的反应非常灵敏。一旦受到刺激，胃就会"闹情绪"。它与人们心灵相通，就像同甘共苦的朋友。当人们心情愉快时，神经系统处于兴奋状态。胃也会以相同的速度，快乐、正常地蠕动、分泌、接纳和消化食物。即使是粗茶淡饭，人们也会觉得美味无比。

胃会生气 胃也会发脾气。当人们的情绪过于激动时，胃就会剧烈地收缩，胃液的分泌量也会比正常时增加3倍以上，这时人会感到胃很难受，就像翻江倒海一般，甚至还会产生抽痛的感觉。

胃会伤心 当人们意志消沉、心情郁闷时，胃也会降低消化速度。因为低落的情绪会导致胃的收缩运动减慢，有时甚至闹"罢工"，胃液几乎也停止分泌。这时，人们往往会没有食欲，吃什么都不香，看什么都没胃口。

胃会犯困 胃的容量有限，如果吃得太多，会造成胃的活动量增加。为了产生更多的酶或盐酸，血液大量流进胃里增加动力，使得其他器官的血液供给量锐减。因此，人们在大吃一顿后容易产生疲倦感，总是会犯困。

当人们睡觉时，胃还会工作吗？

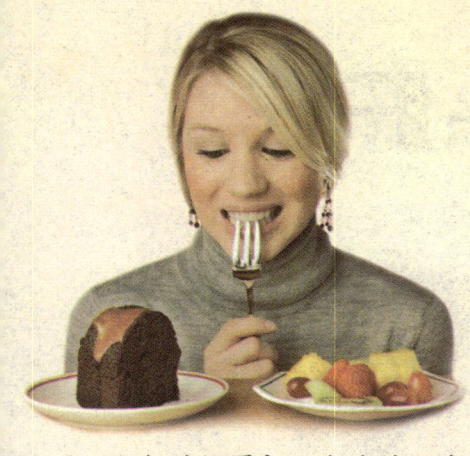

神奇人体之谜 SHENQI RENTI ZHI MI

会"唱歌"的胃

当人们感到饥饿的时候,肚子会"咕咕咕"地叫,其实那是胃发出的声音。饥饿时,胃部的肌肉仍在蠕动,没有完全排空的胃也带动了胃里面的食物一起运动,食物和气体混合在一起,就像搅动一个装着泥浆和空气的球。"咕咕咕"的声音就这样发出来了。当胃几乎空了的时候,响声便会在胃里产生回响,这个时候胃部"咕咕咕"的"鸣唱"声会特别大,就像在一间大而空旷的房间里说话一样,回声会使说话的声音比在塞满东西的房间内大很多。

容易受伤的胃

人们的胃其实很脆弱,它并不太喜欢辛辣的食物。辣椒、芥末等一旦进入胃里,就可能造成胃壁充血,而咖啡、烈酒和药物等会促使胃酸过多地分泌,药物对胃的刺激更大。此外,胃也很怕冷,太过冰冷的食物会使胃的蠕动速度减缓。比如,当人们吃完刨冰后,在恢复正常体温前,胃的活动几乎会停滞不前。

当人们睡觉时,胃也会跟着休息,不像人体的其他器官24小时在工作。

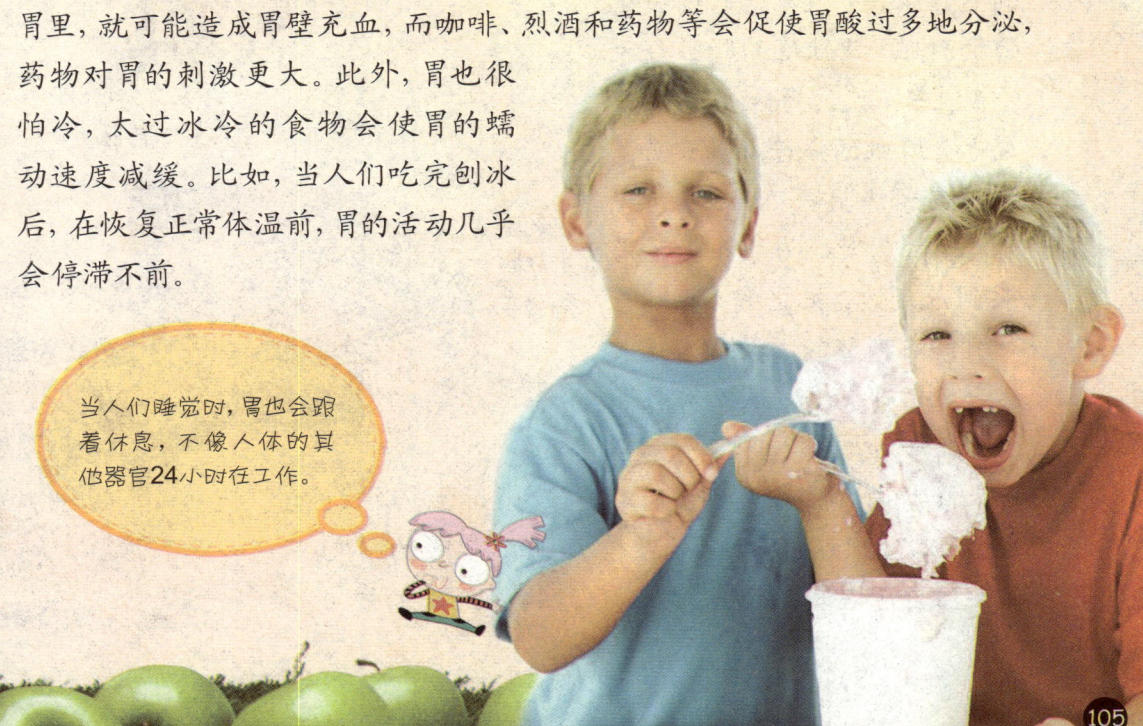

105

"大内总管"——肝脏

肝脏制造哪些物质？

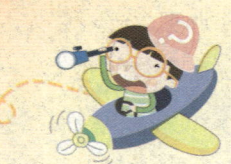

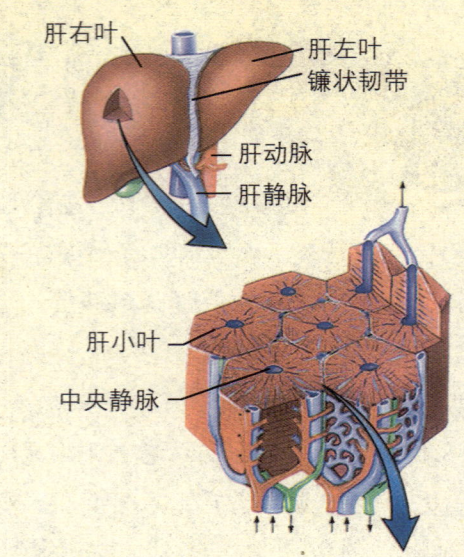

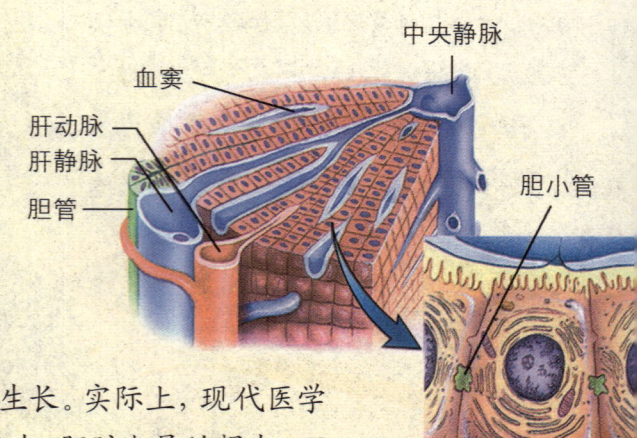

图示标签：肝右叶、肝左叶、镰状韧带、肝动脉、肝静脉、肝小叶、中央静脉、血窦、肝动脉、肝静脉、胆管、中央静脉、胆小管

在古希腊神话中，普罗米修斯为了帮助人类，冒着危险从奥林匹斯偷取了火种，触怒了宙斯。宙斯将他锁在高加索山的悬崖上，每天派一只鹰去吃他的肝脏，又让他的肝脏每天重新生长，使他每天承受被恶鹰啄食肝脏的痛苦。然而，普罗米修斯始终坚毅不屈。几千年后，赫拉克勒斯为寻找金苹果来到悬崖边，把恶鹰射死，并让肯陶洛斯族的半人马喀戎来代替普罗米修斯，从而解救了普罗米修斯。在神话故事中，普罗米修斯的肝脏每天都会重新生长。实际上，现代医学已经证实，肝脏的确具有再生能力。肝脏少量的损失，可由肝脏自行恢复。这为人类治疗肝病找到了新的方向。

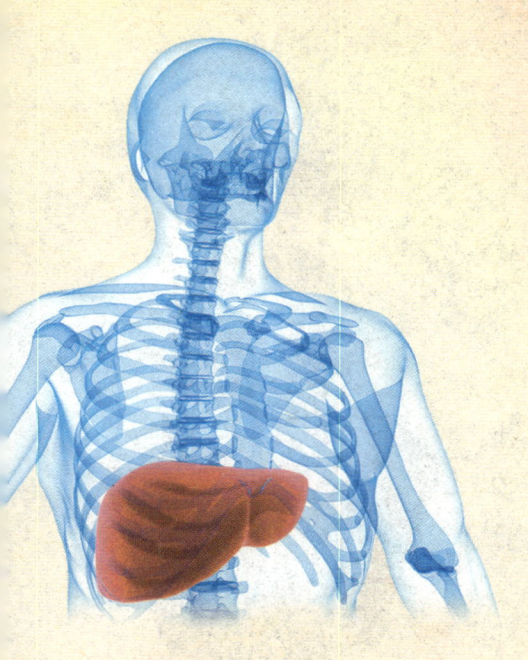

肝脏住在哪里

肝脏是人体的重要器官之一，它住在人体右侧腹腔的上方，肋骨保护着绝大部分的肝脏。

想知道肝脏所在的具体位置吗？让我们通过肋骨了解肝脏的大致位置。首先，我们对着镜子找到身体右侧第5根肋骨，那里就是肝脏的最上方；而右侧肋骨的最下方就是肝脏的最下方。肝脏周围还有不少的邻居，肝脏的右上方与右肺相邻；肝脏的左上方与心脏相连；肝脏的左下方与胃相邻；肝脏右侧前部与结肠相邻，肝脏右侧后叶与右肾相邻。

肝脏面面观

肝脏是人体的血液储存库。它的外表呈红褐色，质地顺滑柔软。正常成人的肝脏长约25.8厘米、宽约15.2厘米、厚约5.8厘米，是人体内最大的内脏器官。

肝脏的质量和人的体重也息息相关。这可是肝脏的秘密哦！它是不会随便告诉你的。那现在就让我们来悄悄地推算一下肝脏的质量吧。肝脏的质量约为人体体重的2%，只要将自己的体重乘以0.02，就能算出肝脏的质量了。据统计，我国成人肝脏的质量为1000～2000克。

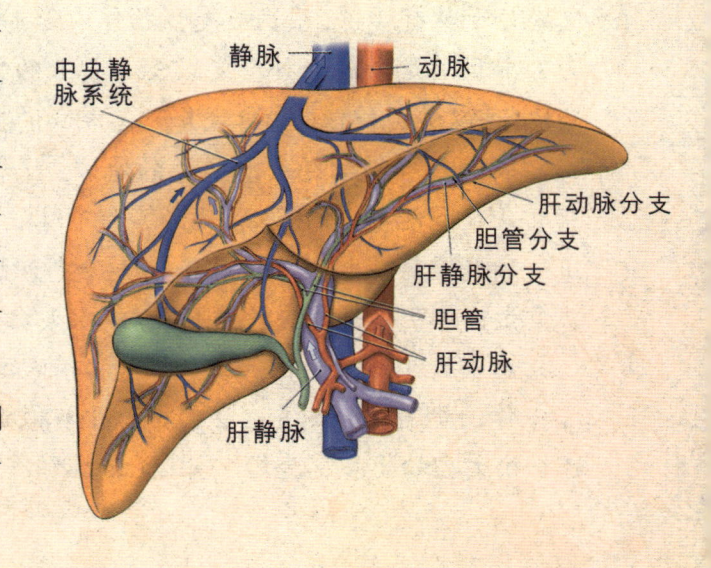

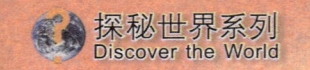

人体内的解毒师

肝脏具有多种功能,是人体中除大脑外最忙碌、最复杂的器官。其中,解毒是肝脏最重要的功能之一。

随着社会的发展、科技的进步,人们接触到有毒物质(色素、防腐剂、乳化剂、香精、杀虫剂、荧光剂、汽车尾气、甲醛等)的几率增大。通过解毒功能,肝脏能为人体清理约80%的有毒物质。因此,俗话说得好:"肝若好,人生是彩色的;肝若不好,人生是灰色的。"

人体内的药剂师

肝脏是人体内必需的几类物质的合成者与生产者。

氨基酸是构成蛋白质的基本单位,赋予蛋白质特定的分子结构形态,使它的分子具有活性。蛋白质是生物体内重要的活性分子。

胆固醇是合成几种重要激素及胆酸的材料。胆固醇在人体内扮演着重要角色,可以说是一种与生命现象息息相关的重要化合物。

脂肪是人体储存多余能量的地方。当人体能量不足时,它就会通过分解脂肪来获取能量,所以人体内的脂肪不能过少哦。

胰岛素样生长因子1(IGF-1)是一种激素,其分子结构与胰岛素类似,在儿童生长时期起着重要的作用,对成人也会产生一定的影响。

血小板生成素是控制血小板和血液黏稠度的重要物质。

你们知道吗?上述这些重要的身体物质都是肝脏合成与生产的,肝脏就像一个大型的药品制造场,而且还是红细胞的主要生产者。

体内的仓库管理员

　　肝脏就是一个大型仓库，储存了大量的糖类和维生素，包括葡萄糖、维生素A、维生素D、维生素B_{12}、铁和铜等。其中维生素A的储存量可供人体使用1～2年，维生素D的储存量可供人体使用1～4个月。当人体缺乏某种物质时，肝脏就会分解释放这种物质。这也是即使人体短期内缺少了某种维生素也不会立即发病的原因之一。

保护肝脏

　　现今，巨大的压力、日益恶化的环境、不规律的生活习惯使得肝脏的负担越来越重。为了使肝脏可以更好地工作，人们应该好好地呵护它。

　　肝脏的"胆子"其实很小，很怕碰见病毒。所以人们一定要小心，不要在公共场合与别人共用可能受到体液污染的东西，如勺子、碗筷等。

　　睡眠对于辛苦工作的肝脏来说非常重要。正常的睡眠时间应该为8小时，最晚23时一定要上床睡觉。凌晨1时至3时，人进入深睡眠状态时，肝脏开始排毒产血，这是养肝的最佳时间。

肝脏的再生能力有多强？

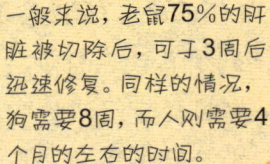

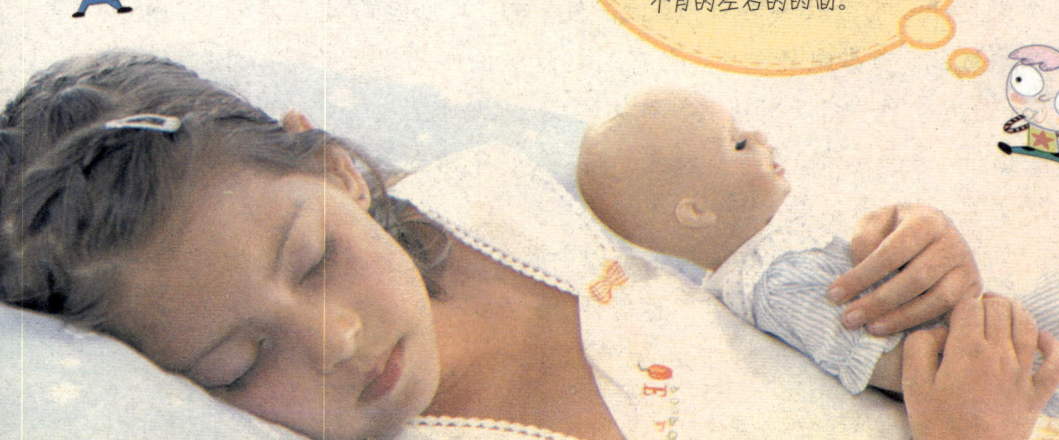

一般来说，老鼠75%的肝脏被切除后，可于3周后迅速修复。同样的情况，狗需要8周，而人则需要4个月的左右的时间。

体内的碧玉
——胆

胆汁是胆制作的吗?

三国时期，为了争夺汉中一地，刘备和诸葛亮统率10万大军攻打曹操，而曹操也亲率40万大军迎战，准备和刘备在汉水决一死战。

这时，诸葛亮建议，在曹军粮草没有准备充分的时候派一支部队去攻打曹营，把曹军的粮草烧掉，便能大大挫伤曹军锐气。老将黄忠与赵云一同领兵前往，但没有料到的是曹军早有准备，黄忠腹背受敌。就在此时，赵云带领几十名轻骑兵杀入重围为黄忠解围。

曹操得到消息便亲自带兵追赶，赵云寡不敌众，退回了在汉中的营地。部将们都劝赵云闭门防守，但赵云却下令打开营门，叫一部分士兵埋伏起来，然后放倒军旗，停止击鼓，自己单枪匹马挺立在营寨门外，准备迎敌。当曹操赶到时，他看到赵云单枪匹马挺立营寨门外，威风凛凛，毫无惧色，怀疑有伏兵，不敢进攻，只好收兵回营。这时，赵云却领兵出击，杀声震天。曹军因天色已暗，分辨不清赵云到底有多少兵马，吓得丢盔弃甲，溃不成军。

赵云凭借自己的智慧与胆量以少胜多，反败为胜。这次战役后，刘备把赵云封为"虎威将军"，称赞他"一身是胆"。

碱性液体——胆汁

胆就像是一个有弹性的、内部中空的梨，它的主要功能就是储存肝脏分泌出的胆汁和浓缩胆汁。胆汁是一种黄绿色的、精纯的、带苦味的碱性液体，它能帮助人体消化、吸收脂肪。当小肠进行消化作用时，胆便会释放胆汁，流入肠中帮助消化。

唇齿相依的肝与胆

胆位于肝脏的下缘，附着在肝脏的胆囊窝里，它和肝就像合作无间的伙伴，缺一不可。成语"肝胆相照"是指肝与胆关系密切，互相照应，比喻人们互相之间坦诚交往共事。

肝脏进行的化学作用会制造出大量的副产品，胆汁就是其中一种。在消化时，通过肝脏的疏泄作用，胆汁便能进入小肠，帮助肠消化与吸收食物。如果肝脏的功能失常，胆汁的分泌、排出就会受到阻碍，影响食物的消化与吸收。而如果胆生病了，被摘除了，那么储存和浓缩胆汁的场所就没有了，就会加重肝脏的负担，影响人体对脂肪类食物的分解与消化。

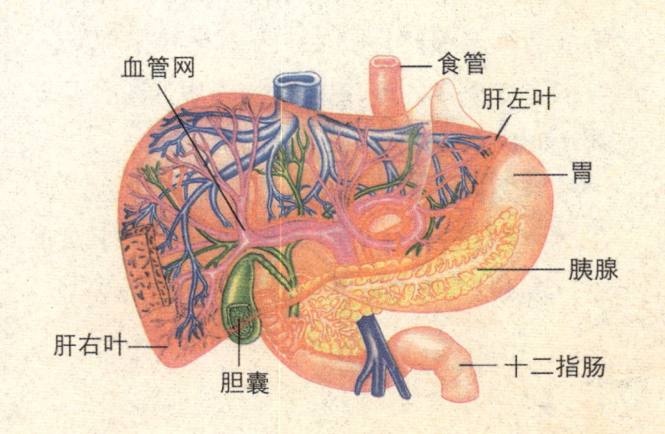

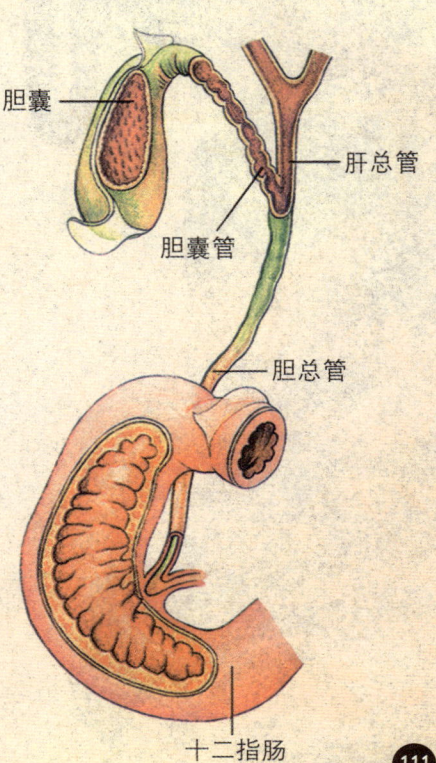

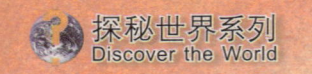

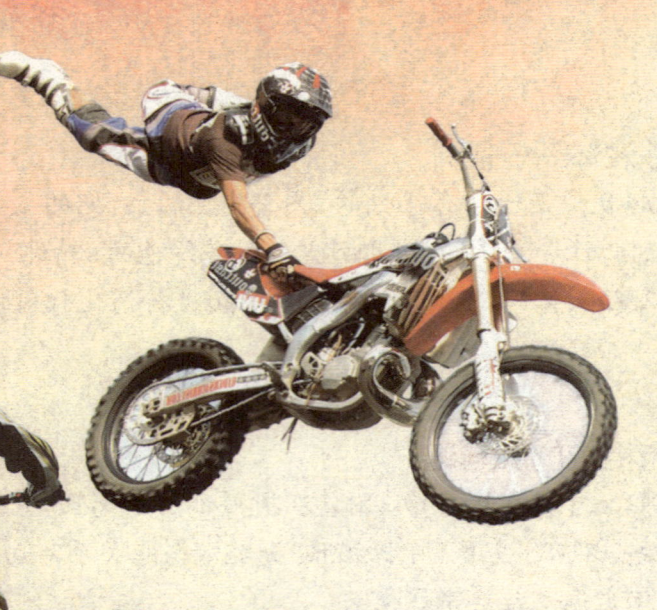

胆——勇气的源泉

当人们谈论"胆"的时候，并不是从一个器官的角度出发，而是把它与勇气、胆量、胆识等相关联。这也许得归功于中医的一个观点："胆者，中正之官，决断出焉。"（语出《素问·灵兰秘典论》）古人认为"胆主决断"，即胆有判断事物做出决定的功能，胆气充实的人行事就非常果断。比如，三国的姜维以胆大著称，他在后主刘禅投降以后，伺机光复蜀国，后谋反事败遇害，魏国军士剖开他的肚子，发现他胆大如斗。

胆是否真的是勇气、气魄的源泉呢？现今，科学家已经证实胆的主要功能是储存胆汁和浓缩胆汁，"决断"是大脑的工作。

勾践卧薪尝胆

春秋时期,吴王夫差凭着国力强大,领兵攻打越国,结果越国战败,越王勾践被抓到吴国。吴王为了羞辱越王,派他看管墓地、喂马,做一些奴仆做的工作。勾践心里虽然很不服气,但仍然竭力装出忠心顺从的样子。吴王出门时,他走在前面牵着马;吴王生病时,他在床前尽力照顾。吴王看他这么尽心伺候自己,又献上美女西施,觉得勾践对自己非常忠心,三年后就允许勾践返回越国了。

勾践回国后,决心洗刷自己的耻辱。为了告诫自己不要忘记复仇雪恨,他每天睡在坚硬的木柴上,还在座位上面挂一颗苦胆,每天坐下看书和躺下睡觉前都要仰起头品尝苦胆的滋味,吃饭、喝水前也会先尝尝苦胆,以此来激励自己,不能忘记亡国之耻。此外,勾践还经常到民间视察民情,替百姓解决问题,让人民安居乐业,同时加强军队的训练。

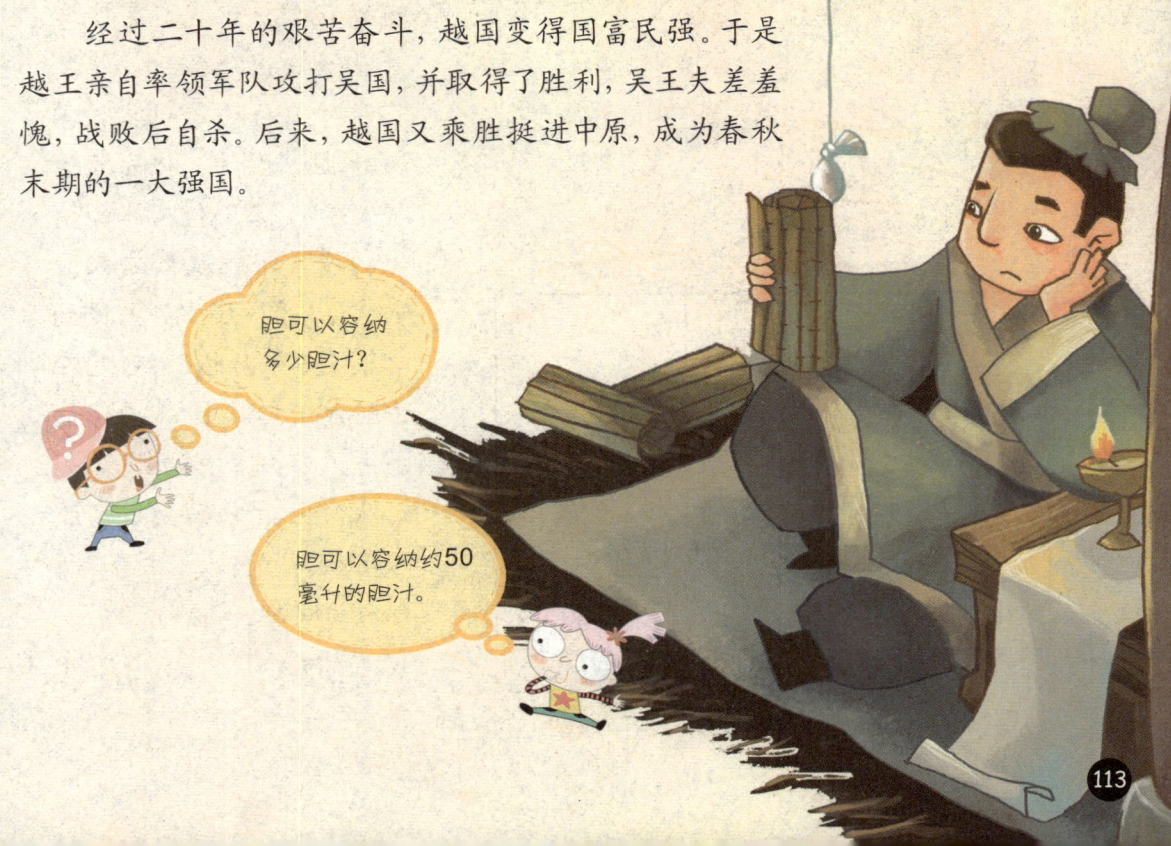

经过二十年的艰苦奋斗,越国变得国富民强。于是越王亲自率领军队攻打吴国,并取得了胜利,吴王夫差羞愧,战败后自杀。后来,越国又乘胜挺进中原,成为春秋末期的一大强国。

> 胆可以容纳多少胆汁?

> 胆可以容纳约50毫升的胆汁。

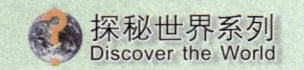

体内的隐者——胰脏

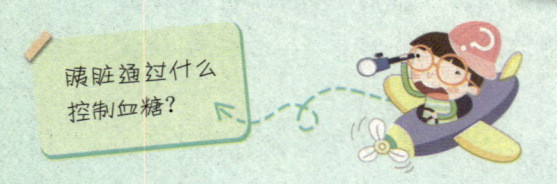

胰脏通过什么控制血糖?

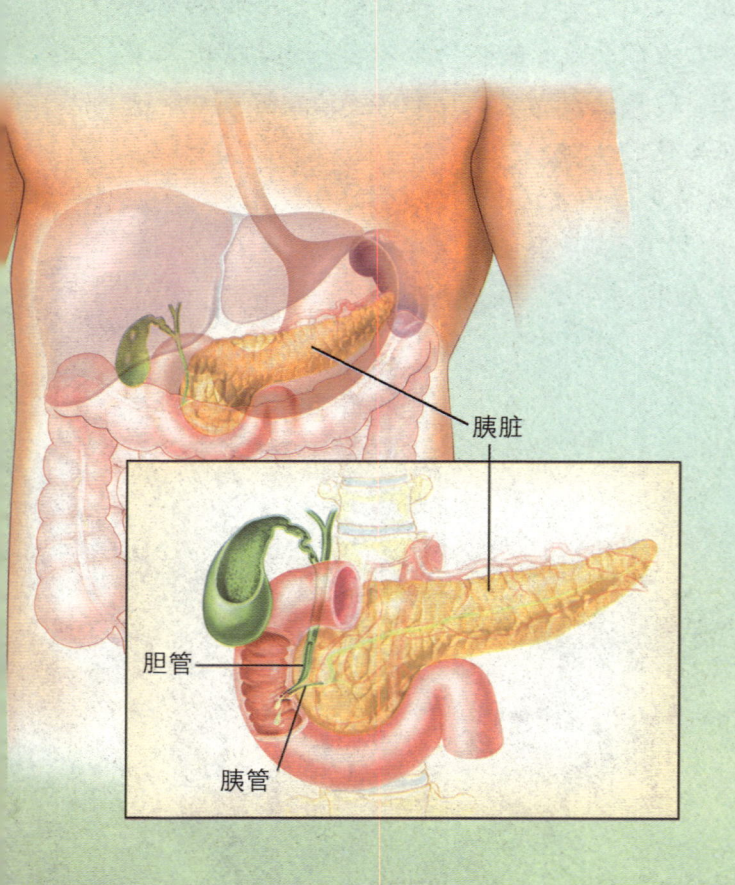

胰脏

胆管

胰管

在中国古代解剖学文献中,并没有关于胰脏的明确记载。但是,有些学者认为中医理论的"脾"其实对应的就是现代医学的胰脏。因为,中医理论将"脾""胃"和人体的消化功能紧密地联系起来。宋代《广韵·脂韵》中提到"胰,夹脊肉也。"可见在中国古代文献中"胰"字最早并没有用来表示胰脏,清代中医最初认为,胰脏只有西洋"夷人"才有,所以称为胰脏。

大隐隐于市——隐者胰脏

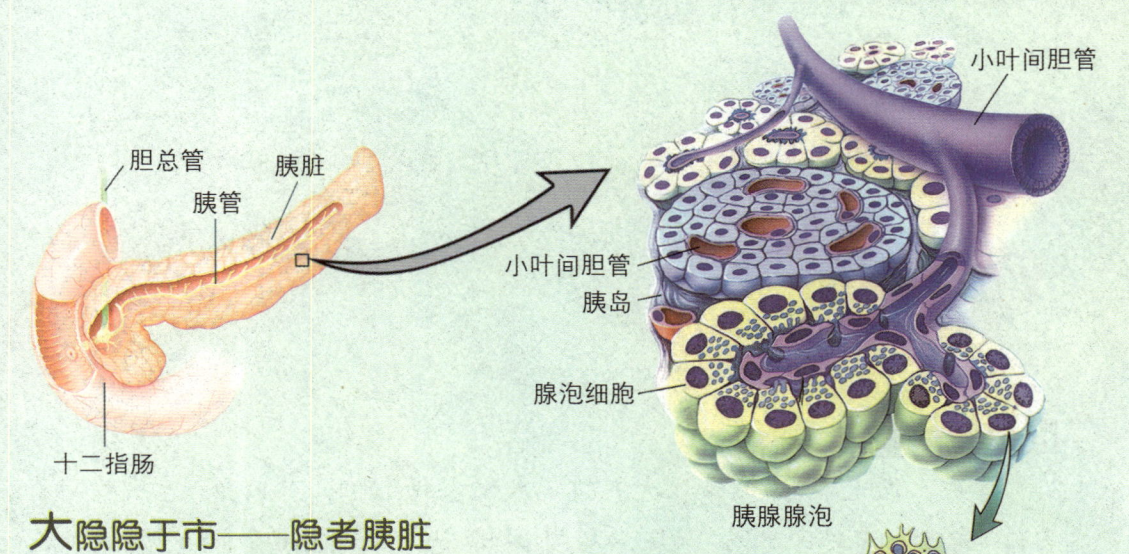

胰脏像一大串细长的葡萄"隐居"在胃的后面，脾脏和十二指肠之间。胰脏的右端，称作胰头，它的体形较大，面朝上；胰脏的左端，称作胰尾，它横躺着，靠着脾。作为一个腺体来说，胰脏算是个"大块头"，不过与胃相比，它就显得有点小，容易被人们忽略，也许这就是胰脏没有在中国古代解剖学上留下其身影的原因。

挥舞双刀的胰脏

胰脏的体形虽然比较小，但它是同时具有内分泌与外分泌功能的内脏器官。胰脏的内分泌主要是指胰岛素的分泌。胰岛素是人体内重要的激素，是人体内唯一能够降低血糖的激素。胰脏的外分泌是指胰液的分泌。胰液是人体消化液的一种，包括能分解蛋白质、糖类、脂质、核酸的酵素，以及能中和胃酸的微碱性的碳酸氢钠。胰脏每天制造的胰液，相当于2～3瓶500毫升的饮料。这些胰液通过胰管被送到十二指肠，用于保护十二指肠，并帮助十二指肠分解蛋白质。

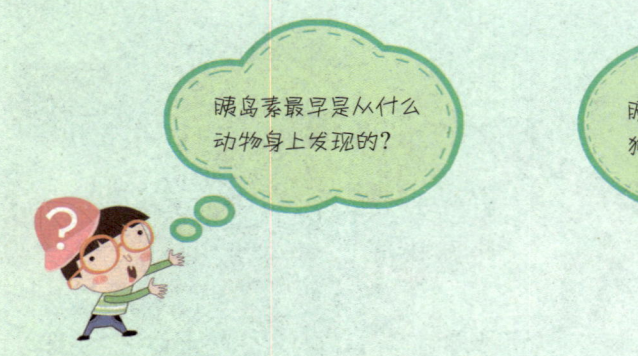

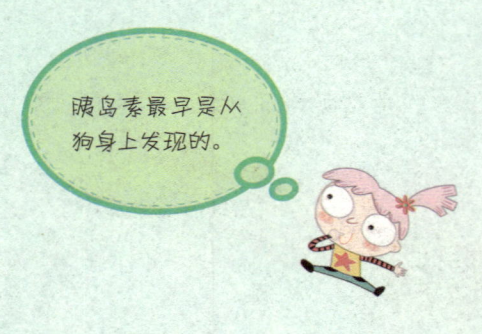

> 胰岛素最早是从什么动物身上发现的？

> 胰岛素最早是从狗身上发现的。

血糖调控器——胰岛素

平时人们吃饭时，会摄入大量的碳水化合物。此时，体内会产生大量的葡萄糖，血糖水平也会升高，胰脏受到刺激，胰岛素被大量地分泌出来，使细胞能够利用血液中的葡萄糖，帮助肝脏将葡萄糖转化为糖原。当胰岛素分泌不正常时，人体就不能正常地吸收和利用体内的糖分，这些糖分便会积聚在血液和尿中，人就会得糖尿病。在胰岛素还没有被发现及利用前，世界上成千上万的糖尿病患者只能靠饿肚子来进行"治疗"。

1869年，德国人保罗·兰格尔翰斯首次在显微镜下发现了胰岛素。1921年，加拿大人F.G.班廷和C.H.贝斯特合作，首次成功提取到胰岛素，并有效地应用于临床治疗。1965年9月17日，中国完成了世界上首次用人工方法合成结晶牛胰岛素的实验。

除了可以降低血糖，胰岛素还是人体内唯一同时促进糖原、脂肪、蛋白质合成的激素。

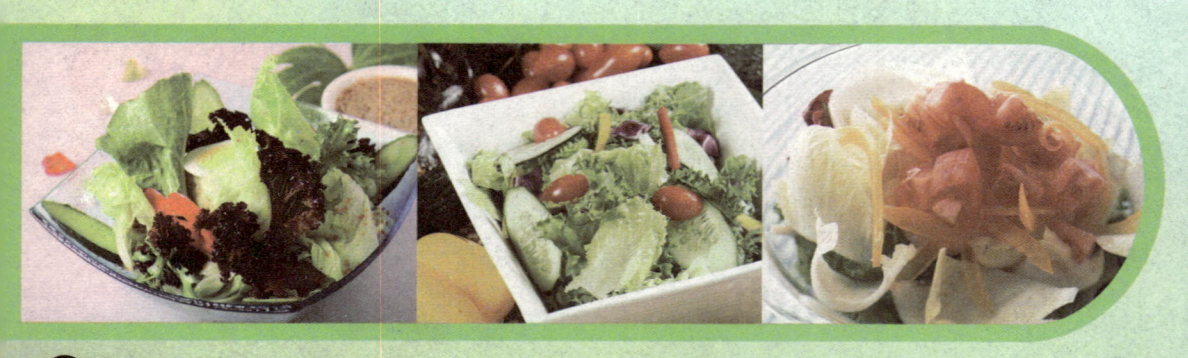

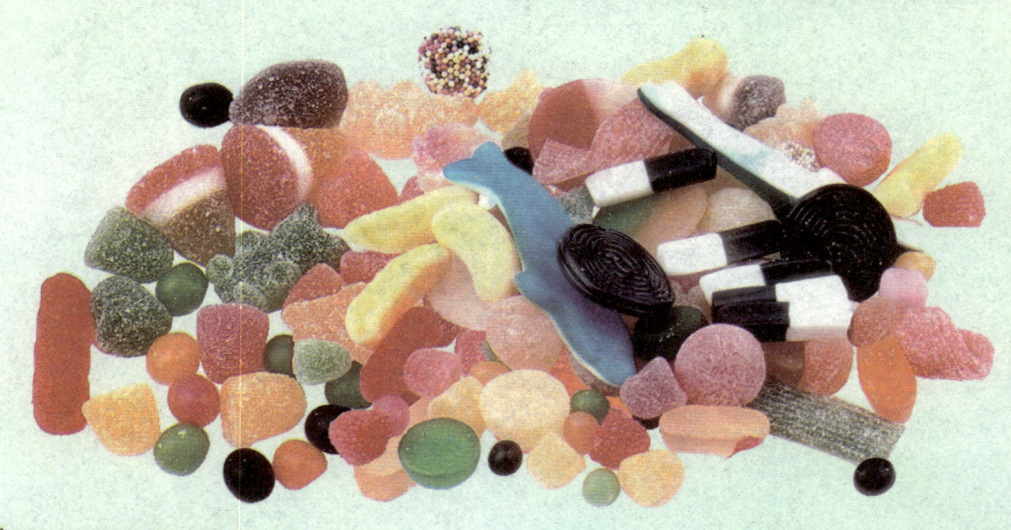

撑起胰脏的保护伞

保护胰脏，最重要的就是注意日常的饮食习惯。平时人们应该少吃脂肪类、高胆固醇类的食物，以清淡为宜，饮食不要过量，暴饮、暴食会加重胰脏的负担，容易出现急性胰腺炎。

现代香皂的祖先——胰子

在中国古代，有位聪明的古人发明了肥皂。肥皂用猪的胰脏制成，当时称之为胰子。胰子的化学组成与现在的肥皂成分极其相近。唐代孙思邈的《千金要方》和《千金翼方》中详细记载了胰子的制作方法：首先，将猪的胰脏洗净，并将胰脏周围的脂肪撕除，然后将洗净的胰脏研磨成糊状，加入豆粉、香料等，混合均匀后，经过自然干燥便制成肥皂。猪的胰脏中含有的消化酶具有很强的去污能力，而豆粉中含有的皂甙和卵磷脂具有很强的起泡力和乳化力。两者搭配后，不仅加强了洗涤能力，还能够滋润皮肤。当时，只有少数上层贵族才能够使用胰子。

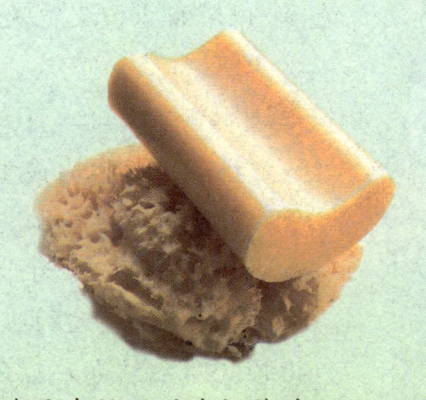

身体的国防部——肠道

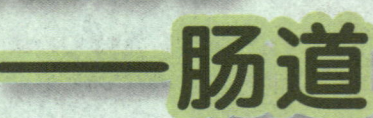

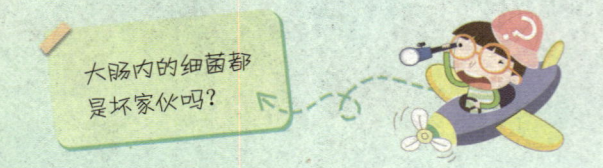

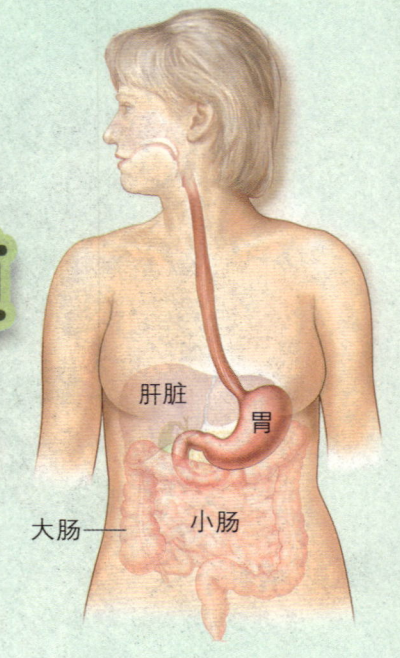

大肠内的细菌都是坏家伙吗？

肝脏　胃

大肠　小肠

　　肠道堪称人体内最劳累的器官。每天，肠道不停地消化、吸收食物，并帮助食物"再就业"。肠道将一部分食物转化成养分渗入血液，送往身体的各个组织，同时也帮食物残渣通过"排污管道"重回大自然，以灌溉农田及肥沃土地。

食物分流站——小肠

　　小肠是人体内最重要的消化和吸收的场所。它像迷宫般曲折盘踞于腹腔内，上连胃幽门，下接盲肠。小肠全长约5米，展开后达到约半个篮球场的长度，分为十二指肠、空肠和回肠三部分。十二指肠位于小肠的最上方，长度大约为12根手指并排的长度，所以称为十二指肠。十二指肠就像大写的英文字母"C"，是小肠中长度最短、管径最大、位置最深且最为固定的一段。肝脏分泌的胆汁与胰腺分泌的胰液都会注入这里。空肠和回肠没有明显的分界，其内壁布满了无数如同褶皱般突起的绒毛。这些绒毛里面充满了毛细血管和淋巴管，它们像微型吸尘器一样，吸收食物分解后产生的养分，并送入血液内。

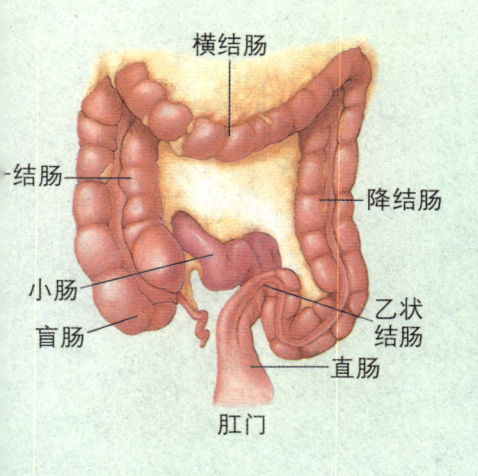

垃圾压缩机——大肠

食物通过小肠后，消化和吸收过程便已基本完成，只留下不能消化和未被吸收的食物残渣进入大肠。大肠粗而短，分为盲肠、结肠和直肠。它的主要任务是抽取小肠内没有吸收完全的水分，暂时储存食物残渣，并制作大便。

人体内神秘的微生物王国

大肠是人体内最大的微生态系统，居住着400多种菌群，约100兆的细菌，这些细菌掌管着人体70%以上的免疫功能，是维护人体健康的天然屏障。

肠道里的细菌最多的是乳酸杆菌，约占肠道细菌总量的70%。它们从人一出生便住进肠道，成为人体的终生"伴侣"。正常情况下，它们不但不会对人体不利，还能促进肠道的蠕动。但是，当人体抵抗力下降时，它们就开始使坏了，会让人产生呕吐、腹泻等反应。

大肠杆菌是生活在大肠里一种著名的细菌。就像人总有优点和缺点一样，大肠杆菌也是个令人又爱又恨的"家伙"。它可以为人体合成维生素，分解没有消化的食物残渣。不过，大肠杆菌一旦离开人体就不能繁殖。所以，如果在食物或水中发现大肠杆菌，就说明这些食物或水已经被人或动物的排泄物污染了。因此，大肠杆菌还是食品卫生的"检察官"。然而，人体内如果有太多的大肠杆菌，就会消耗人体的营养，并且释放毒素，导致腹泻。

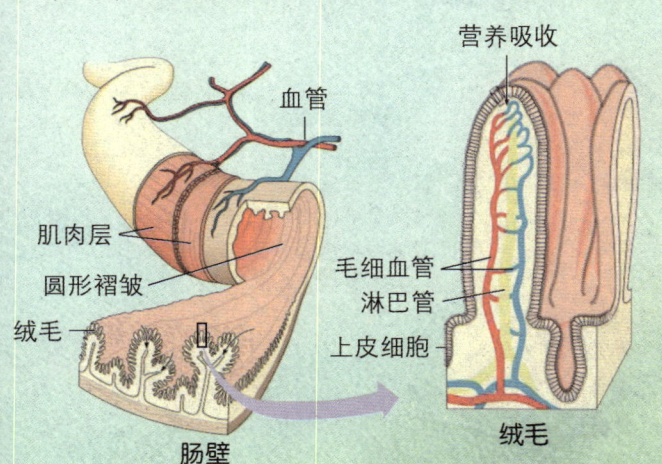

探秘世界系列
Discover the World

茶叶造就"肠内美人"

"肠内美人"指的是肠道健康、没有宿便、健康漂亮的美人。

1300多年前，文成公主与吐蕃王松赞干布和亲。文成公主的嫁妆十分丰厚，据后人考证，有整车整车的茶叶，这对吐蕃来说可是稀罕物品。在文成公主嫁到吐蕃之前，吐蕃是没有茶叶的。文成公主带去了茶叶，吐蕃人才逐渐养成了喝茶的习惯，其他游牧民族慢慢跟随其后学会了饮茶。于是，边塞茶马贸易繁荣起来，以至游牧民族"宁可三日无肉，不可一日无茶"。因为茶叶去腥膻、健肠胃、可改善因缺乏蔬菜水果而导致的维生素不足的症状。游牧民族喝茶，是把茶与奶结合起来：用茶汤煮奶，叫做奶茶；把从奶中提取的酥油与茶汤搅匀，叫作酥油茶。茶叶中的低聚糖是双歧杆菌的"美食"，茶叶中的多糖也是双歧杆菌所需要的。因而，饮茶可以促进双歧杆菌繁殖，而酸奶则能直接为人体补充双歧杆菌。文成公主喝茶、喝奶茶、喝酥油茶、喝酸奶，是一位名副其实的"肠内美人"。

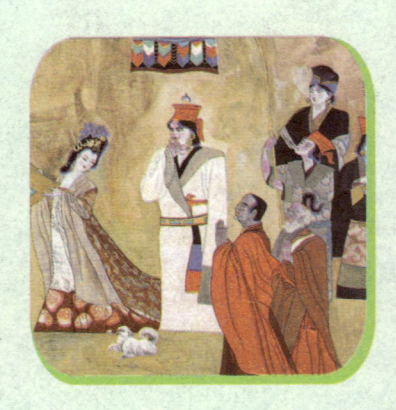

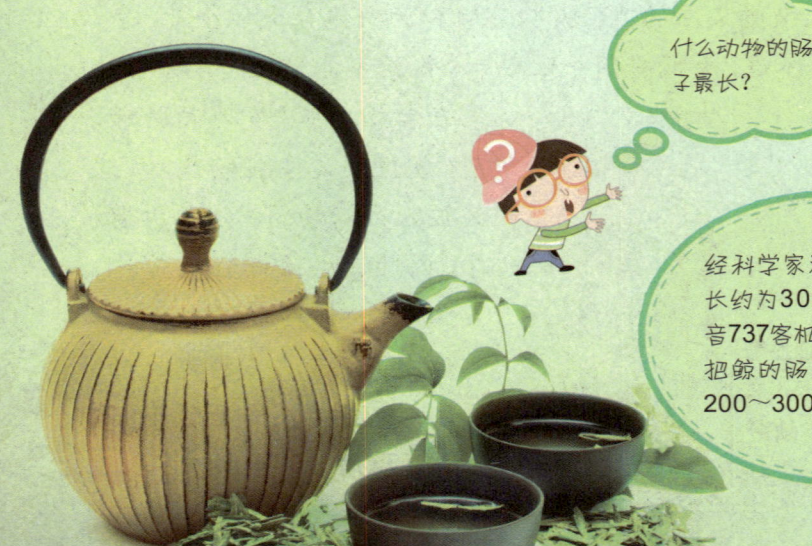

> 什么动物的肠子最长？

> 经科学家测量，鲸的身长约为30米，相当于波音737客机的全长。如果把鲸的肠子拉直，可达200～300米。

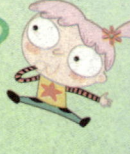

动物肠道的长度与其食谱

兔子的身长大约为0.4米,它的肠子长约8米,肠子的长度是其身长的20倍。山羊的肠子长度为身长的22倍。而老虎,身长为1.3米,肠子只有5.4米,肠子的长度是身长的4.1倍。狼的肠子长度仅为身长的3.5倍。由此可见,食草动物的肠子比食肉动物的肠子长很多。其实,这是因生存条件的不同而产生的差异。

肉类食品营养丰富,且容易腐烂,所以,像老虎、狮子、狼那样的食肉动物的肠子又短又直,肠壁内没有许多褶皱,同时,也不需要很长的肠子来慢慢消化吸收,肠道短还能把因肉类腐烂而产生的毒素尽快地排出体外。而食素的牛、羊、兔等动物,食物中的植物蛋白与其体内的蛋白质有很大的差别,纤维很多,难以吸收,所以负责摄取食物营养的肠子必须较长,这样才能吸收到足够的营养。

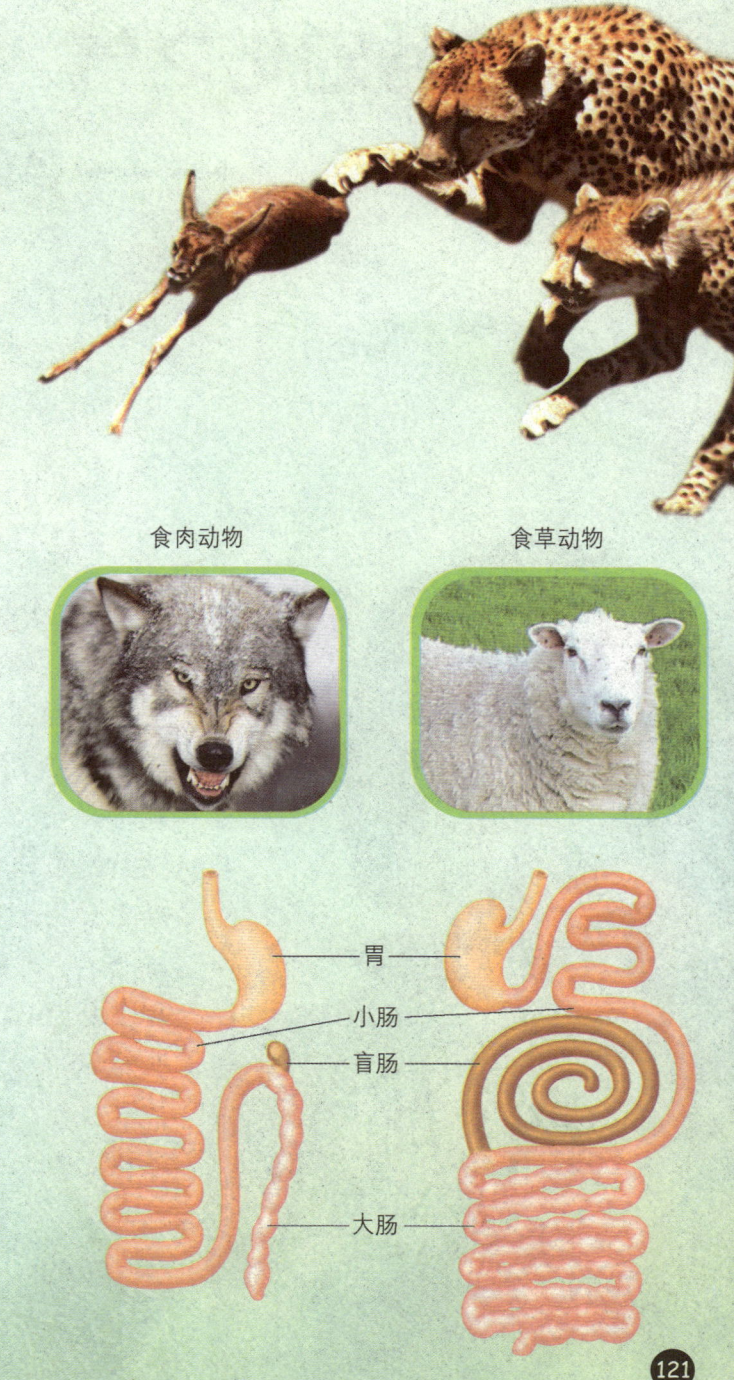

食肉动物

食草动物

胃
小肠
盲肠
大肠

五谷幻化之气
——屁

我们可以做到不放屁吗?

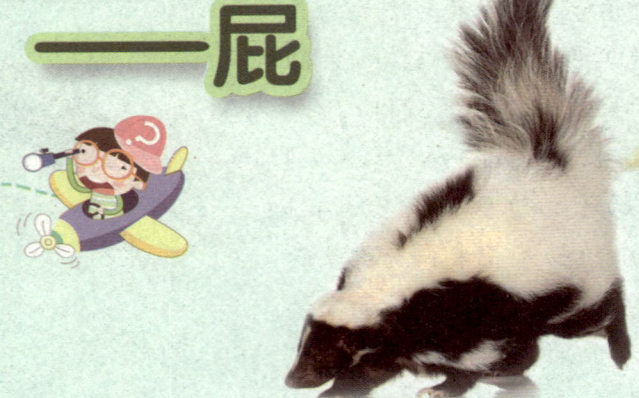

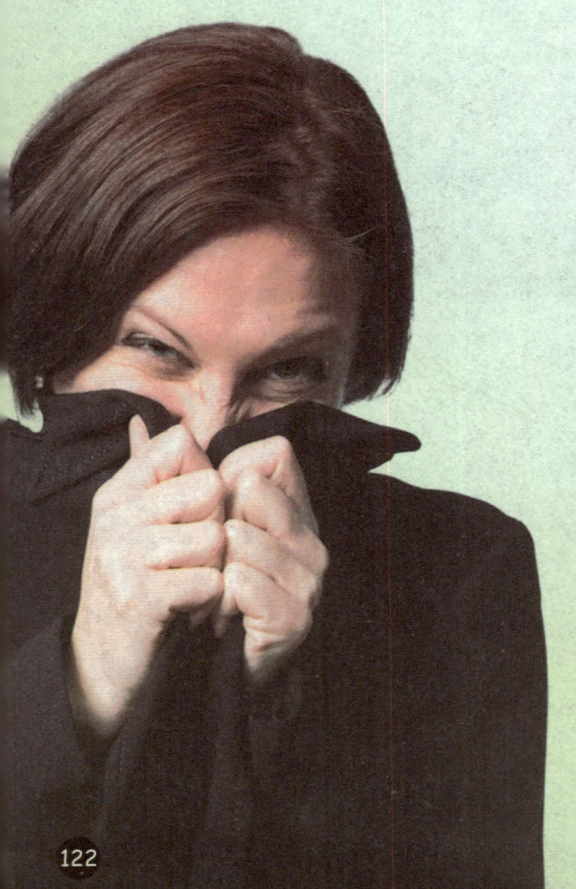

据希腊历史学家希罗多德记载,公元前569年,埃及国王阿比利斯派将军阿马西斯去镇压军中的叛乱,但是阿马西斯将军叛变了。国王得知以后,派出了一位使者前去活捉阿马西斯。阿马西斯将军见到这位使者时,他故意放了一个屁,并要求使者把这个屁带回给国王。当这位使者将自己得到的信息转达给阿比利斯国王时,国王勃然大怒,立即命人砍掉了使者的耳朵和鼻子。这个行为激起了人民的公愤,很多人因此加入了阿马西斯将军日益壮大的军队,整个形势因为一个屁而转变,成为这次叛乱的转折点。

令人生厌的不速之客

　　1976年,《新英格兰医学杂志》报道,有位来自明尼苏达州的病人平均每天要放34个屁。他保持的一天放屁最高纪录是141个屁。也正因为如此,他几乎没有什么朋友。

　　自古以来,放屁就被人们认为是一种不文雅的行为。它的出现不受控制,它的气味刺鼻,伴随而来的声音更令人尴尬。当屁从你肛门里放出时,马上就会从"爆炸点"撒腿狂跑。有人测算后得出,屁的传送速度高达每秒3米。

　　屁的种种"恶行"使得各国文化中都存在着对放屁严厉的、甚至可以致命的禁忌。实际上,放屁是人的一种正常生理现象。人在进食时,由于消化道正常菌群的作用,体内会产生较多的气体。这些气体随着肠的蠕动向下行走,由肛门排出。所以,现在的人们不用再为屁而烦恼。公元前1世纪的罗马哲学家西塞罗在给帕图斯的一封私人信件中这样写道:"我们要大胆地放屁,就像大胆地打饱嗝一样。"

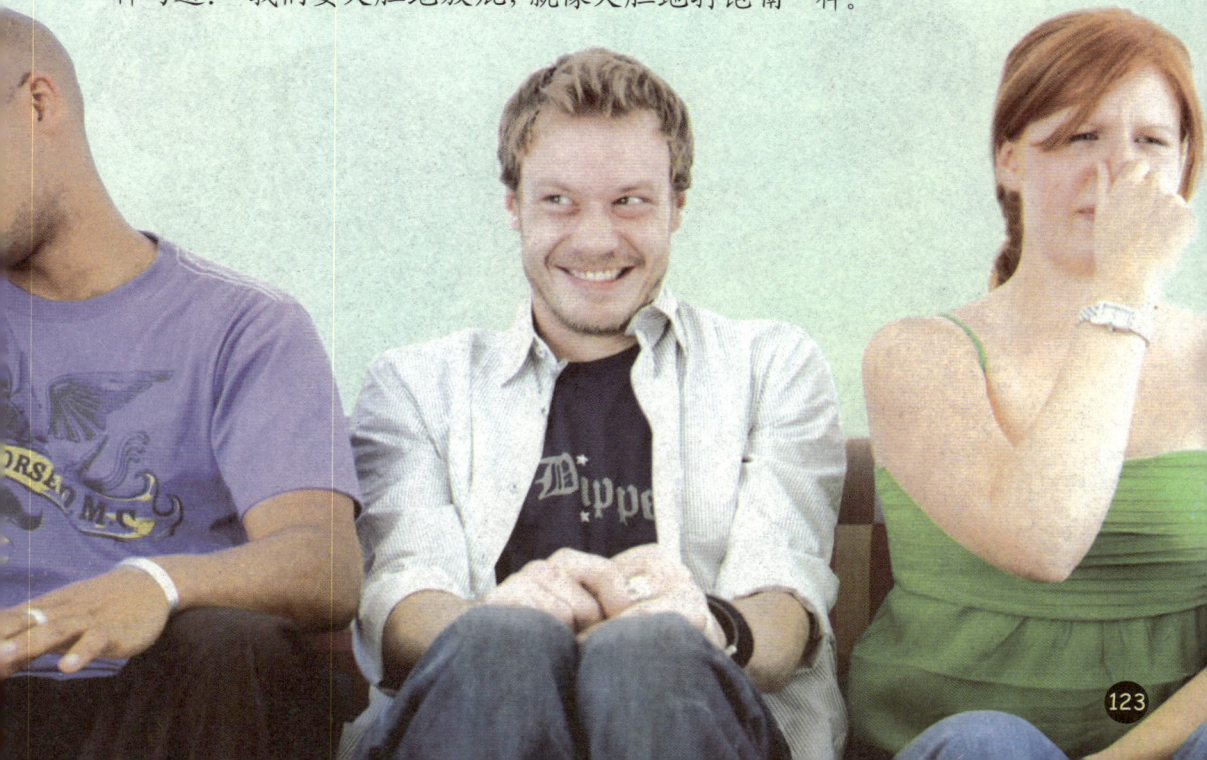

探秘世界系列
Discover the World

不可或缺的屁

很多人都不屑于谈屁，一提到屁就面露难色。可是，他们不知道放屁对于人们来说是万万不可或缺的。如果不放屁，那些困在肠子里的气会让人们疼痛难忍，而且肠子长时间的鼓胀会引发各种疾病。一个一年到头不放屁的人，极有可能是肠胃发生了病变。荷兰的两位科学家曾于1994年向世人宣布，为了你的身体健康，不管你愿意与否，你每天至少得放15个屁。

可以点燃的屁

大多数的屁是由大肠杆菌和肠内的其他细菌创造的。除此之外，人们咽下的空气及消化系统分泌的碱性分泌物，同样对放屁有一定的影响。通常，一个屁大约由59%的氮气、21%的氢气、9%的二氧化碳、7%的甲烷以及4%的氧气组成。从这些组成物来看，屁和普通沼气的成分基本相同，它们都具有爆炸性和可燃性，而且一定量的屁足以造成一次轻微的爆炸。

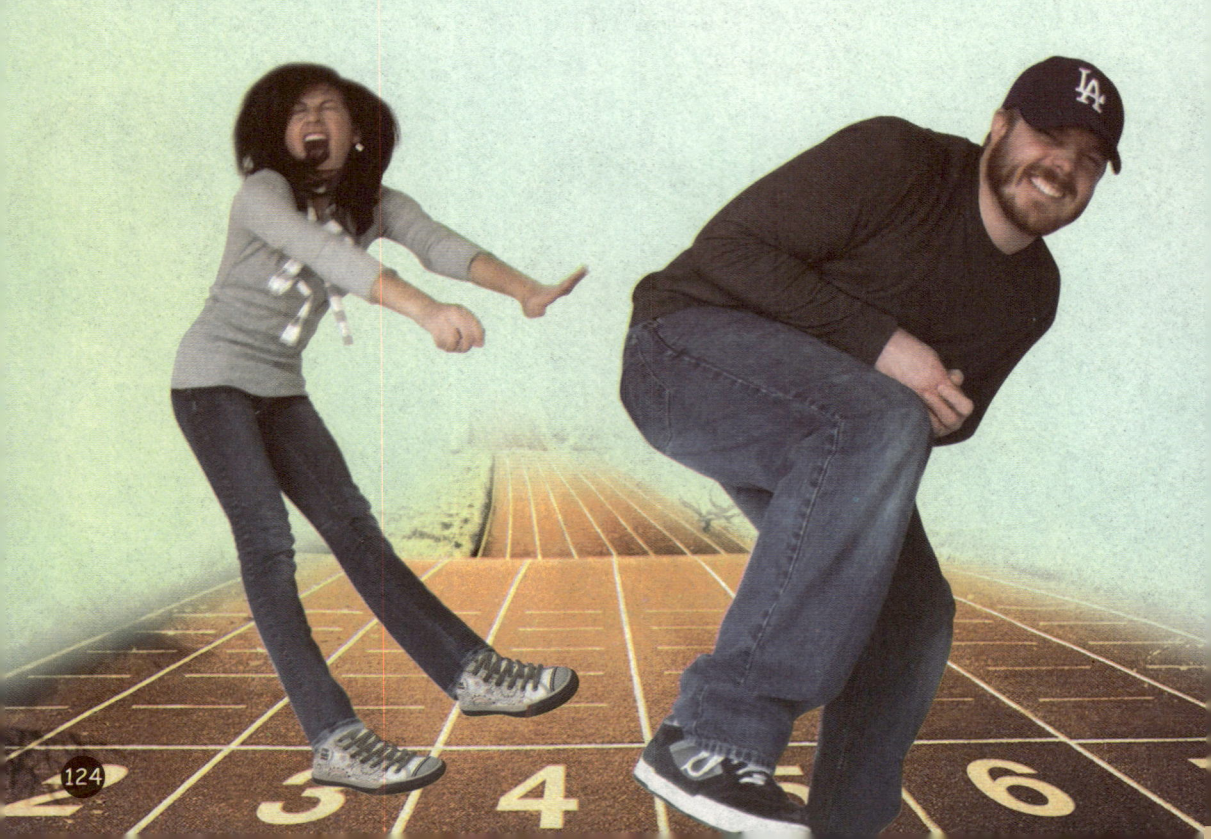

神奇人体之谜 SHENQI RENTI ZHI MI

会让你不断放屁的食物

屁的产量和气味与食物有着很大的关系。可以说，你吃的食物不同，放的屁也不同。

当食物中蛋白质的含量较高（例如肉类、奶制品）时，屁中硫化氢、粪臭素的含量就会升高，屁就会具有明显的臭味。

当食物中淀粉的含量较高（例如薯类、谷类、栗子、面包）时，屁中二氧化碳的含量就会升高。这时，屁量就会明显增多，放屁的气流速度也增大，放屁的声音也会很响。

除此之外，豆类、黄瓜、卷心菜、洋葱、芹菜、苹果、香蕉（尤其是绿香蕉）、杏、西瓜、碳酸饮料等都会使屁量增多。

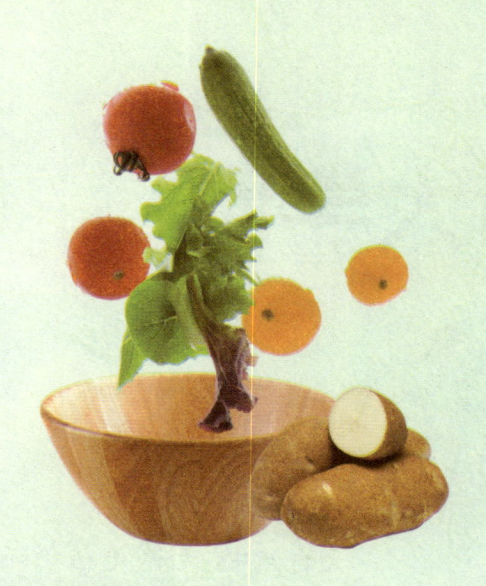

为什么屁会那么臭

氮气、氢气、二氧化碳、甲烷以及氧气等气体都是没有气味的。那由这些气体组成的屁，为什么会产生令人难以忍受的刺激性气味呢？那是由于屁中那不足1%的其他化学物——比如氨气和粪臭素、硫化氢等恶臭气体。这些化学物质令屁散发着刺激性的气味，在1亿份空气中只要有1份此类物质，人们就能闻出来。

> 人们一天平均要放多少屁？

> 正常人每天要排出500毫升左右的屁。

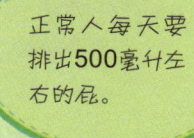

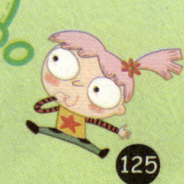

125

探秘世界系列
Discover the World

大便也有大学问

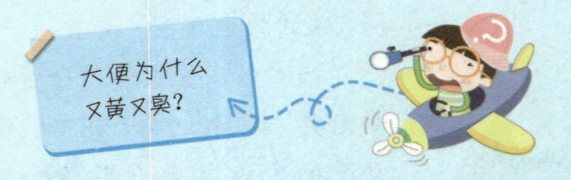

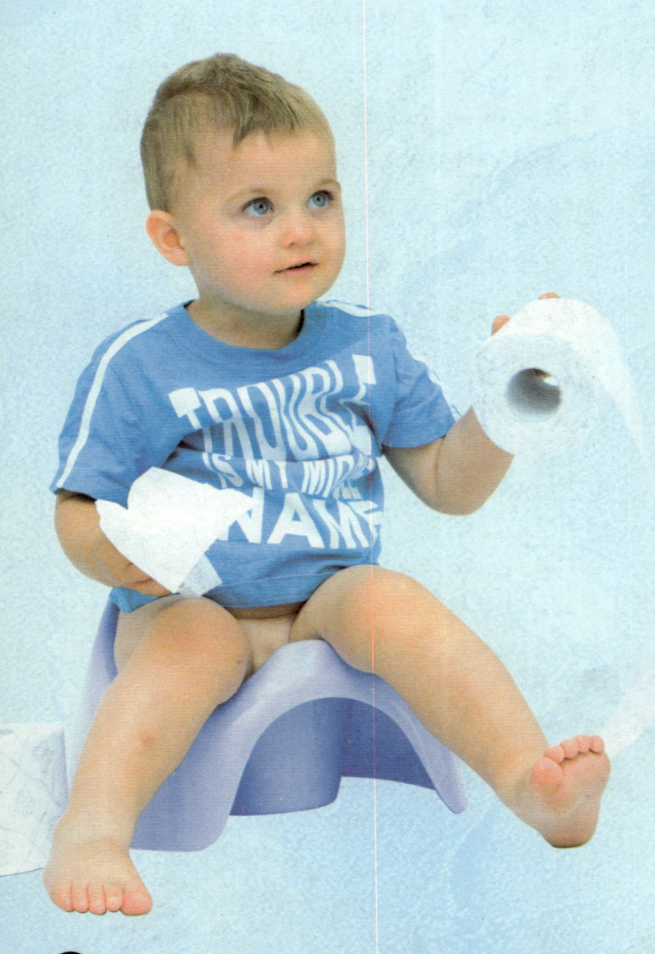

大便为什么又黄又臭？

大自然中，无论是植物还是动物，都会有排泄物。人类和动物可以说是依赖植物光合作用的"排泄物"——氧气而生存的。人类吸收氧气，排出大便，大便由微生物分解，再归还给植物。这就是一种循环。所以，不要鄙视大便，它是人们自身的产物，也是自然界物质循环的重要环节。

谁制造了大便

　　食物经过消化分解后进入大肠，大肠就是制造大便的主要车间。它的重要任务就是吸收食物残渣中的水分和矿物质，将食物残渣运送到排泄闸门口，即肛门。接着，通过肛门的收缩就像挤牙膏一样，把大便排出体外。

健康大便的"五项原则"

第一,不黑。

健康的大便是黄灿灿的。人们吃下去的食物是五颜六色的,可是拉出来的大便却是黄色的。难道人们的肚子里有调色板吗?其实,那是因为大便中混合了胆汁。胆汁在肠道内被肠道细菌不断发酵和分解,形成胆红素。胆红素和大便混合在一起就变成了土黄色。如果颜色偏黑,就说明大便在大肠内的留宿时间过长,连人体不需要的废物也被大肠吸收了。

第二,不臭。

大便的气味不太好闻,那并不是它的错。这是因为人体在消化代谢时,摄入的食物产生了硫化物和氨。硫化物和氨都是食物经过胃和肠道内的微生物发酵的产物,含量越大,大便就越臭,并且在肠子里待得越久的大便越臭。所以,健康的大便虽然也有气味,但还是处于人们可以忍受的范围之内。

第三,不粗不细。

健康的大便通常是有头有尾,呈香蕉状。这表示人体消化工厂的工作状况良好,各部门都精神抖擞地运作,养分得到充分的获取。如果大便呈细长形,像面条似的柔软无力,那表示食物摄入量不够,排便能力也很薄弱。这时,你需要多加注意饮食,多吃番薯、菌类及豆制品,增加大便的数量,同时也应饮用酸奶来改善肠道环境,促进肠道的活性。此外,为了能顺利地排出形状良好的大便,人们还得加强锻炼腹肌。这样,在排大便时就不会满头大汗,每次只能挤出那么一点点了。

> 屎壳郎为什么要滚粪球?

> 它们将粪便做成球状,滚回洞穴藏起来然后吃掉,同时也把粪球作为其幼虫的食物。

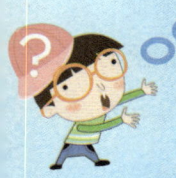

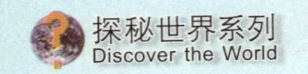

第四，不软不硬。

大便的硬度很有讲究。如果大便像沾了水的软泥巴似的，就表示人体没有将食物中的水分完全吸收，长此以往很容易使肠道受到损害。如果大便一粒一粒硬邦邦的，那就说明大便在肠道内堆积的时间太长，水分被过度地吸收，以至大便变得比较干硬。

第五，不浮不沉。

香蕉形优质大便一般一条约重100克，大约有80%的含水量，落入水中后，会缓缓下沉，大便的一头微微浮在水面上。如果大便很快浮起来，说明大便中缺少水分，在体内停留的时间过长，水分已经被抽干。大便的质量不达标，就会漂浮在水面上。

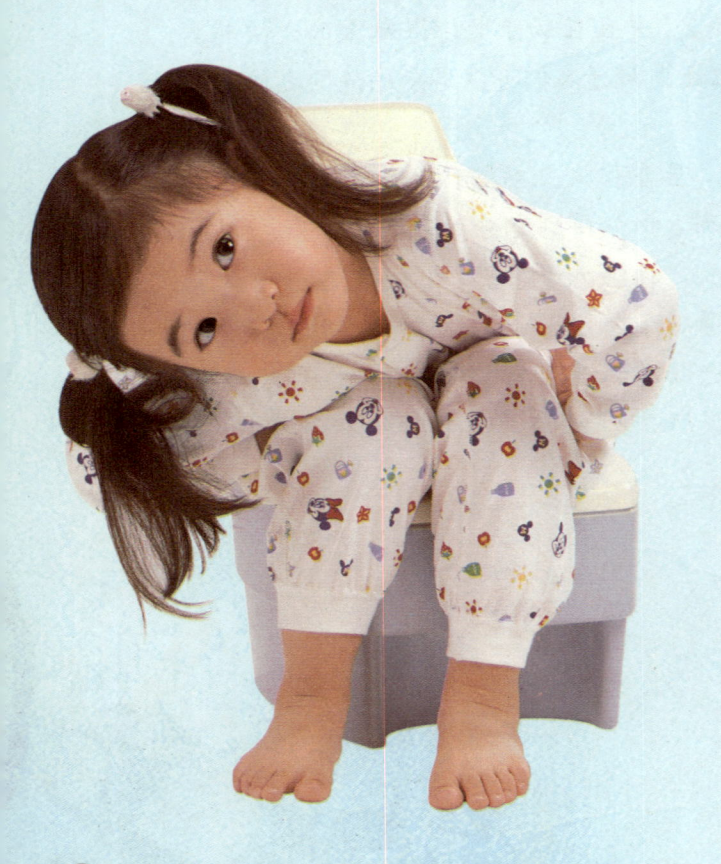

怎样才能拉出香蕉形大便

想要拉出香蕉形大便，首先要管住你的嘴，不要吃过多的垃圾食品和油腻的肉类，要多吃蔬菜、豆类、菌类等食物纤维。因为食物纤维不会被水溶解，可以直达肠道，具有清洁作用，并且能够增加大便的体积。

其次，上厕所时要注意力集中。有些人上厕所时要带上书本、报纸，甚至带着手机，一边看书读报，一边排便。这样的做法是错误的。排便时，一定要一鼓作气，速战速决。

喜欢吃大便的兔子

人类的盲肠没什么作用，但是对于吃草的兔子来说，盲肠就太重要了。兔子的盲肠就像发酵工厂，专门处理难以消化的草梗。发酵完成后，兔子就把产物排出体外，再吃进去，以便送到小肠再次吸收。

有"屎"以来最香的大便

中国汉代时，有渔民在海里捞到一些灰白色清香四溢的蜡状漂流物，这种东西干燥后散发着持久的香气，点燃后更是香气四溢。当地的一些官员收购后，当作宝物进献给皇上，在宫廷里用作香料，或作为药物。当时，谁也不知道这是什么宝物。

于是，皇帝请教了宫中的"化学家"炼丹术士，术士认为这是海里的"龙"在睡觉时流出的口水，滴到海水中凝固起来，经过很长的一段时间形成的，称为"龙涎香"。而事实上，龙涎香是抹香鲸吞食大乌贼和章鱼后的特殊排泄物。最早知道这个"最香的粪便"秘密的是沙特科特拉岛的渔民，他们也曾依靠龙涎香成为欧洲宫廷的座上宾。

有"屎"以来最贵的大便

印度尼西亚有种咖啡1杯要卖50～100英镑，被称为"有'屎'以来最贵的大便"。

它的奥妙就在于作为原料的咖啡豆居然是麝香猫的粪便。这种生活在印度尼西亚苏门答腊岛的麝香猫，经常吞食不容易消化的咖啡豆，豆子在它的肠胃里发酵，皮层软化，排泄出来后被人洗净、晒干，就会散发出独一无二的香气。只有野生的麝香猫才吞食咖啡豆，使其在体内产生发酵反应。因此，这种"粪便咖啡"完全要"靠天吃饭"，年产量不过226.8千克左右，自然是身价百倍了。喝过这种咖啡的人这样形容，猫粪咖啡带着土腥味，几乎像糖浆一样浓稠。

人体的垃圾过滤站——肾

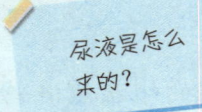

尿液是怎么来的？

人体内的肾是一流的过滤器。人体内流过肾的每一滴血，每天要被过滤300多次。普通的游泳池过滤器每天只过滤池水5次。如果将游泳池与肾的过滤性能相比，肾的过滤能力相当于普通游泳池的60倍。

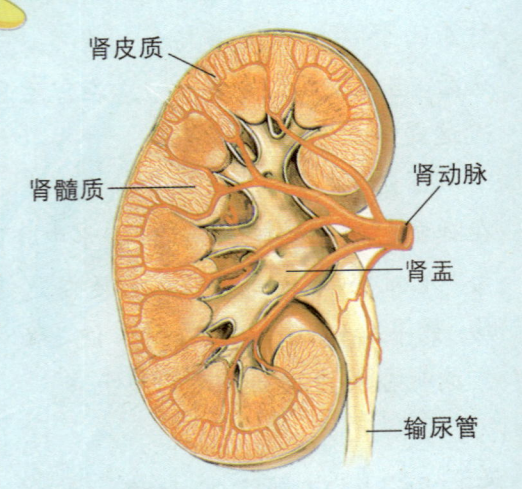

肾皮质
肾髓质
肾动脉
肾盂
输尿管

肾的作用

肾位于人体的腰椎两侧，像一对孪生兄弟，左、右各一个。平时，人们几乎感觉不到它们的存在，但它们默默地为人们工作着。肾的外形如同赤褐色的蚕豆，拳头般大小，重约120～150克。它们是人体的资源回收站，负责将流经全身的血液加以过滤并净化，清除人体的代谢产物，调节人体内的电解质平衡和酸碱平衡。

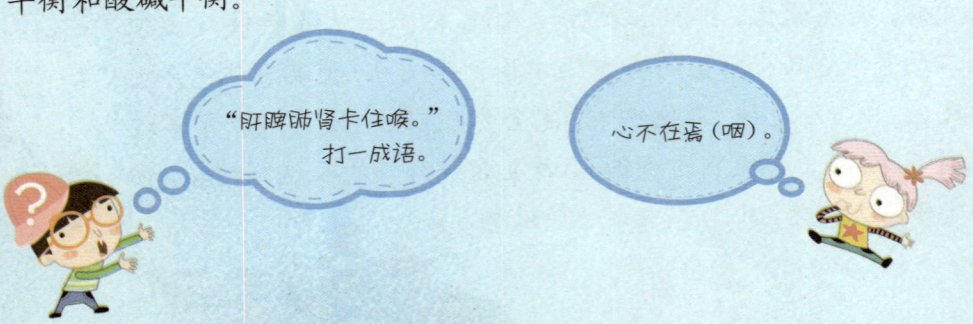

"肝脾肺肾卡住喉。"打一成语。

心不在焉（咽）。

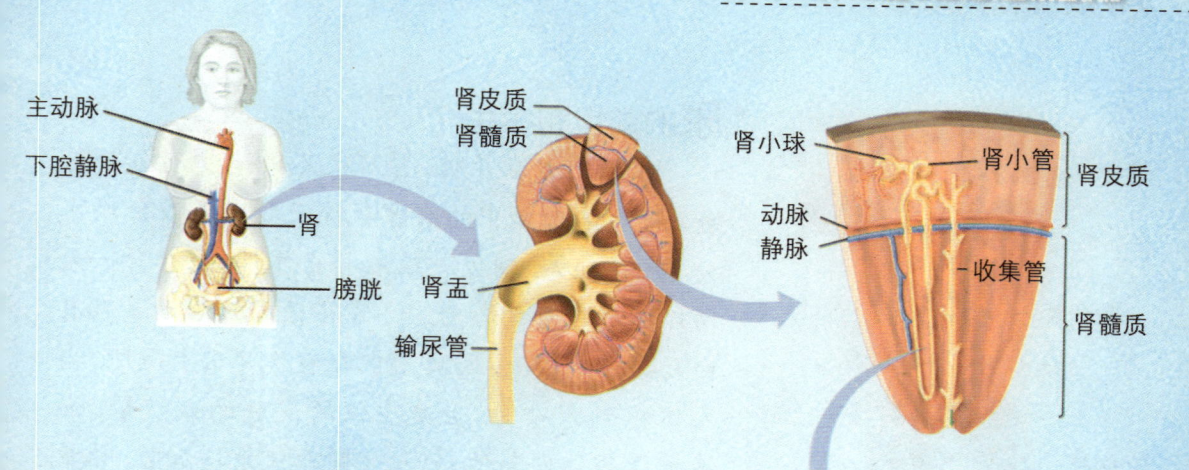

"肾工厂"是怎么工作的

人的每个肾都含有100万个犹如"过滤工厂"的肾单位,肾单位能从血液中分离、去除废弃物并产生尿液,并排出体外。

当血液进入肾,流过细小的动脉,最后到达肾单位中的毛细血管网,即肾小球。肾小球被一个与肾小管相连的中空壁薄的肾小囊所包围。在肾小球中,尿素、葡萄糖和其他化学物质从血液中分离出来,然后进入肾小囊,而血液和大多数蛋白质分子则没有进入到肾小囊中,它们被留在肾小球中。

被肾小球过滤后的物质流进肾小囊形成原尿。原尿流经曲折的肾小管时,其中对人体有用的物质被肾小管重新吸收,包括所有的葡萄糖、大多数的水分和其他少量物质。这些物质再次进入肾小管外部的毛细血管,并被送回血液。当过滤和重吸收过程完成后,残留在肾小管里的液体就是尿液。

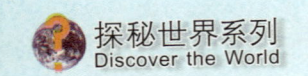

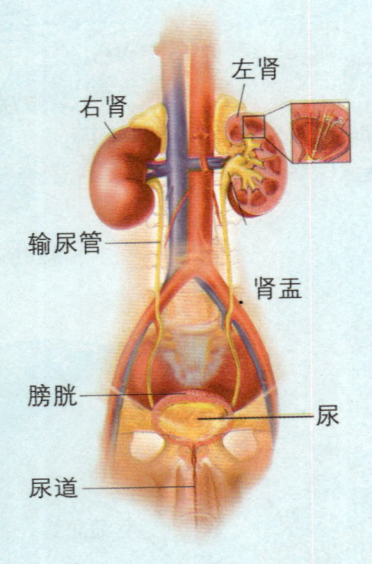

尿的前世和今生

尿的前世在肾脏。肾日夜不停地执行各项任务,将人体血液中的有害代谢产物以及多余的水分、无机盐等,制作成尿液排出体外。每个肾一天所制造的尿量约各为1升。肾在夜间的活动量只有白天的三分之一,因此人们在夜晚不常上厕所。当人体感到寒冷时,会减少供给皮肤的血流量,血液被送往体内其他器官。当肾血流量增加时,尿量也会增多。

尿从肾脏生成后,经输尿管储存于膀胱,由此开始它的今生历程。

膀胱是肾脏的私人水库,储存着从肾送来的尿液。当膀胱储存一定量的尿液时,膀胱壁肌肉组织张力接近最大承受压力时,膀胱会感到心有余而力不足。于是,膀胱便迅速向它的"上级领导"——大脑中枢发出排尿信号。大脑中枢经过分析,通过调节控制膀胱收缩的神经下达排尿指令。

第一次暗示——要尿尿啦

正常情况下,膀胱里的尿液达到150毫升时,你就会有尿尿的想法,它大概在大脑中停留1秒,一闪而过。

第二次暗示——真要尿尿啦

膀胱里的尿液增加到200毫升时,如果你没特别留意,选择不上厕所,膀胱还可以继续容忍。

第三次暗示——不尿不行啦

当膀胱里的尿液容量增加到400毫升,就到了十万火急的关键阶段。

第四次暗示——再不泄洪,要决堤啦

膀胱允许的尿液贮存量为500毫升,水满则溢,如果再憋着,膀胱就将主动出击,让你出糗了。

尿液的结晶体——肾结石

肾结石是因为尿液中的钙、盐分与尿酸高度浓缩变成结晶体所引发的一种疾病。肾结石只有沙粒般大小时，可以自行随尿液排出。然而，若结石渐渐变大，就难以排出体外，会导致剧烈的疼痛感，使人痛苦。

从尿液看健康

当人们去医院检查身体时，通常会化验尿液。尿液的化学分析在诊断某些疾病时很有用。在正常情况下，尿液中几乎不含葡萄糖或蛋白质。如果尿液中的葡萄糖含量超标，那就表明这个人得了糖尿病；如果尿液中存在蛋白质，那是肾功能衰退的标志之一。

布鲁塞尔第一公民——"小尿童"

比利时的布鲁塞尔有一处独特的标志性雕像，那就是世人皆知的"小尿童"。那是一尊半米高的小铜像，一个三四岁的小男孩站在2米高的一座拱形石座上，光着屁股，挺着小肚，捏着"小尿壶"，憋足了劲儿，尿出一道美丽的弧线。这就是著名的"布鲁塞尔第一公民"——于连。

相传15世纪，西班牙入侵比利时，占领了布鲁塞尔。后来西班牙战败，在撤离时准备炸毁这座城市。炸药的引线在"咝咝"地冒着火星，危急万分。这时，小于连正好路过，于是他毫不犹豫地冲上去，挺起小肚皮，"小尿壶"一阵猛扫。导火线被浇灭了，全城人得救了。劫后余生的布鲁塞尔市民为了感谢和纪念这位小英雄，给他塑了这尊像，并且封他为"布鲁塞尔第一公民"。

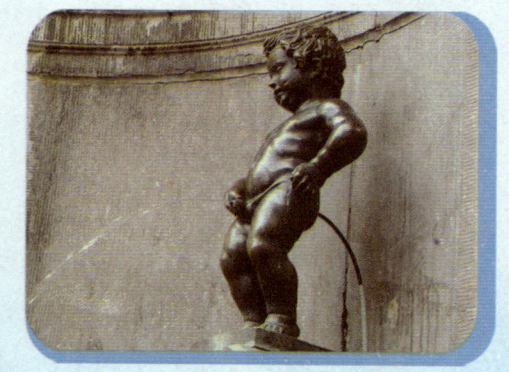

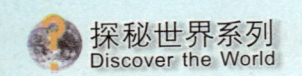

文武全才的五兄弟
——手

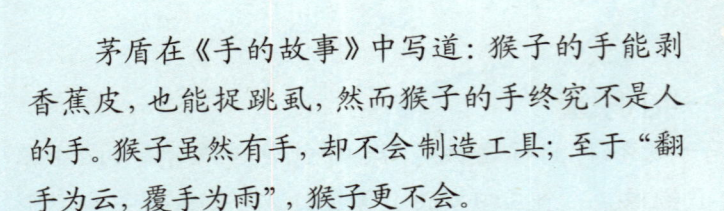

> 每个人的指纹都是独一无二的吗?

茅盾在《手的故事》中写道:猴子的手能剥香蕉皮,也能捉跳蚤,然而猴子的手终究不是人的手。猴子虽然有手,却不会制造工具;至于"翻手为云,覆手为雨",猴子更不会。

而人的手就不简单了,人的手能制作工具,会打猎捕鱼,会裁衣绣花,能弹琴作画……在人的一生中,手指的伸展运动达到2500万次以上。

手指听大脑指挥

所有的手指兄弟都是由大脑来指挥的。右脑控制左手,而左脑控制右手。习惯用左手的"左撇子"(又称"左利手")的人占全世界人口的11%。大脑对手的控制是交叉的,左利手意味着右脑思维(如空间想象能力)较好,左脑思维(如逻辑推理能力)较差,而一般人恰恰相反。

历史上有许多左利手的名人,比如著名的军事家拿破仑、发现万有引力的牛顿、著名的科学家爱因斯坦、奥地利音乐家莫扎特以及美国第一位黑人总统奥巴马等。

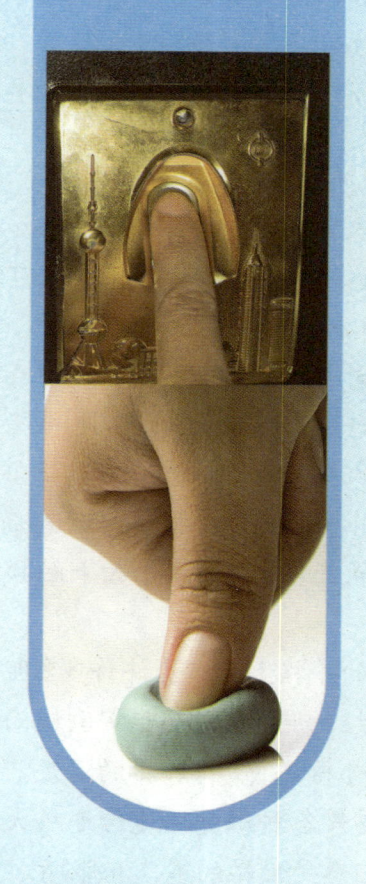

指纹是独一无二的吗

指纹能使手在接触物体时增加摩擦力，从而更容易发力及抓紧物体。人们平时画图、写字、拿工具，之所以能够那么得心应手，这里面就有指纹的功劳。

指纹就像人们的身份证，是一辈子都不会改变的。指纹在婴儿出生后4个月的时候开始产生，到了6个月的时候逐渐形成。世界上没有任何两个人的指纹是完全相同的，即使是一卵双生的双胞胎。所以，指纹还能帮助警察找出凶手，是破案不可缺少的线索。

据史书记载，远在3000年前的西周，中国人已利用指纹当作"印章"来签文书、立契约。非洲的一些原住民部落在1000年前就会运用指纹订立契约，不过他们不像中国人那样用大拇指，而是用食指。

无声的语言——手语

手语没有声音，是无声的语言。手语是用手势比画动作，根据手势的变化模拟形象或者音节以构成的一定意思或词语，它是聋哑人的主要交际工具，是"有声语言的重要辅助工具"。很多人认为，手语是符号，不是语言。但专业人士根据手语的语言属性认为，手语同样是语言，它是语言的一个分支，是一种特殊的语言形式。

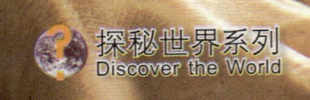

探秘世界系列
Discover the World

五个手指中哪个最忙

大拇指是五个手指兄弟中最忙碌的，在需要动手的事情中，用到大拇指的概率高达45%。大拇指就像是"领头大哥"。很多时候，大拇指都要带领其他四个兄弟，团结一致，相互合作才能完成动作。比如握笔、拎包、穿针、拔草，甚至握拳。有句成语叫"首屈一指"，这个"指"就是大拇指。我们在扳手指计算时，首先弯曲的是大拇指，表示第一，引申为最好、最杰出的意思，而大拇指当之无愧。

手指是人们的第二双眼睛

手在人体的最前方，是最先感知世界的身体部件。灵巧的手指不仅可以弹出优美的乐曲，画出美丽的风景，还可以感觉来自这个世界的许多神奇奥秘。人们在黑暗中行走，需要手指来探路；人们想要知道水温是否合适，也要用手来感觉；人们想知道布料是否柔软光滑，也要用手指来触摸感受。

人们的手指上分布着许许多多卵圆形的神经细胞，它们是非常敏锐而勤快的信号传递员，将外界的温度、湿度、震动等各种触觉快速传递给大脑，是人们感受世界的第二双眼睛。

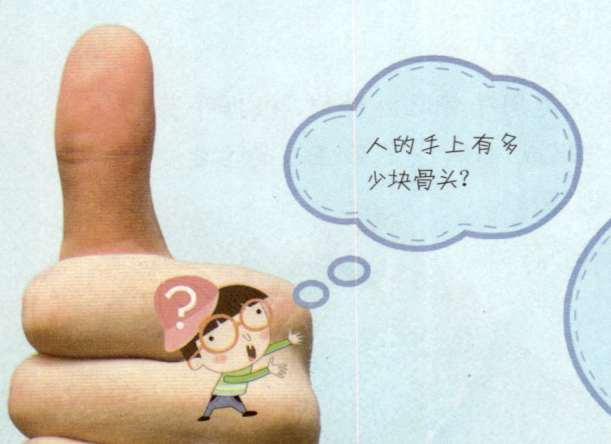

> 人的手上有多少块骨头？

> 双手的骨头数量=[8块（手腕骨）×2+5块（手掌骨）×2+14块（手指骨）×2]=54块。双手的骨头占人体内骨头数量的四分之一以上。

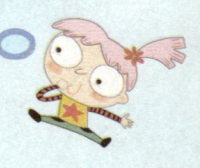

来自指尖的心灵鸡汤

触觉有着神奇而崇高的作用。它可以帮助人们传递温暖、善良和勇气,而人们的手是最好的传递者。如果你将友爱、温暖的手搭在陷入困境的朋友肩上,可以让他振奋,给他以勇气;当朋友满怀热情地与你紧紧握手时,你会觉得非常亲切;当你哭泣时,如果有人用指尖轻轻地帮你擦去泪水,指尖触摸你的皮肤时,会令你感到无比安慰;当你感觉孤独时,如果有人紧紧握住你的手,会让你孤单的心灵感受到那缓缓注入心田的暖流,瞬间有了依靠。

手套的历史

手套最早的用途并不是保暖或劳作。最早关于手套的记载见于公元前6世纪的《荷马史诗》。古希腊人进食时,同印度或中东人一样,是用手抓饭吃的。不过他们用手抓饭之前,要戴上特制的手套,手套的实用功能和中国人使用的筷子功能相同。所以,手套最早是用餐时用来抓饭的工具。

到了13世纪,欧洲的女性开始流行戴手套为装饰。这些手套一般是由亚麻布或丝绸制成的,可以长达肘部。在此期间,男性贵族也流行戴有装饰的手套。

19世纪前,白手套具有神圣的作用,国王发布政令、法官判案都要戴上白手套,欧洲骑士戴上白手套,表示执行神圣公务;摘下手套拿在手中,表示潇洒闲暇;把手套扔在对方面前,表示挑战决斗,被挑战的骑士拾起手套,宣示应战。

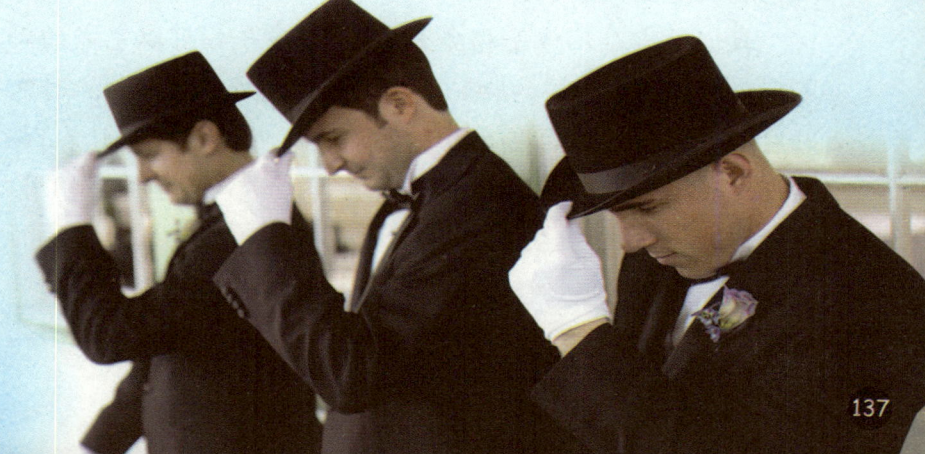

劳苦功高的双脚

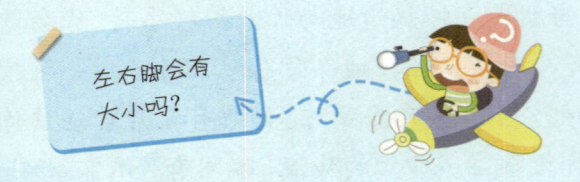

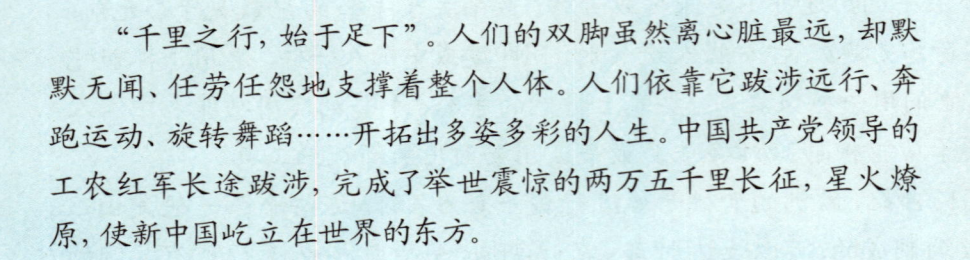

左右脚会有大小吗?

"千里之行,始于足下"。人们的双脚虽然离心脏最远,却默默无闻、任劳任怨地支撑着整个人体。人们依靠它跋涉远行、奔跑运动、旋转舞蹈……开拓出多姿多彩的人生。中国共产党领导的工农红军长途跋涉,完成了举世震惊的两万五千里长征,星火燎原,使新中国屹立在世界的东方。

人的脚趾有什么用

很久以前,我们的祖先是在树上生活的,那时候他们的脚趾比手指还长,这样有利于抓住树枝。后来人类学会了直立行走,开始在地面上生活,脚趾也随之退化,慢慢变短了。

我们的脚趾不像手指那么灵活,许多手指可以完成的动作,脚趾完全做不到。但是短小精悍的脚趾并不是一无是处的。人站立时需要保持平衡,脚趾对人站立时的前后重心的变换起到缓冲的作用,能让人站得更稳。同时,人在行走时,脚趾的弹性,使得人在走路或奔跑时有更多的用力时间,产生的动力会更强,有助于更快地奔跑。

左右配合的双脚

左脚和右脚在形状上没有什么分别。运动员、舞蹈演员或戏剧演员等需要左脚与右脚相互配合才能完成或表演各种动作。

比如，铁饼运动员在投掷铁饼时，多是以左脚为轴进行旋转，在身体转动的助力下投出铁饼。我国花样滑冰双人项目的世界冠军申雪和赵宏博，他们都是以左脚为轴心，用右脚完成旋转等高难度动作。比利时一位舞蹈演员曾说：用左脚稳固地支撑身体，用右脚画着优美的弧线，这几乎是与生俱来的。

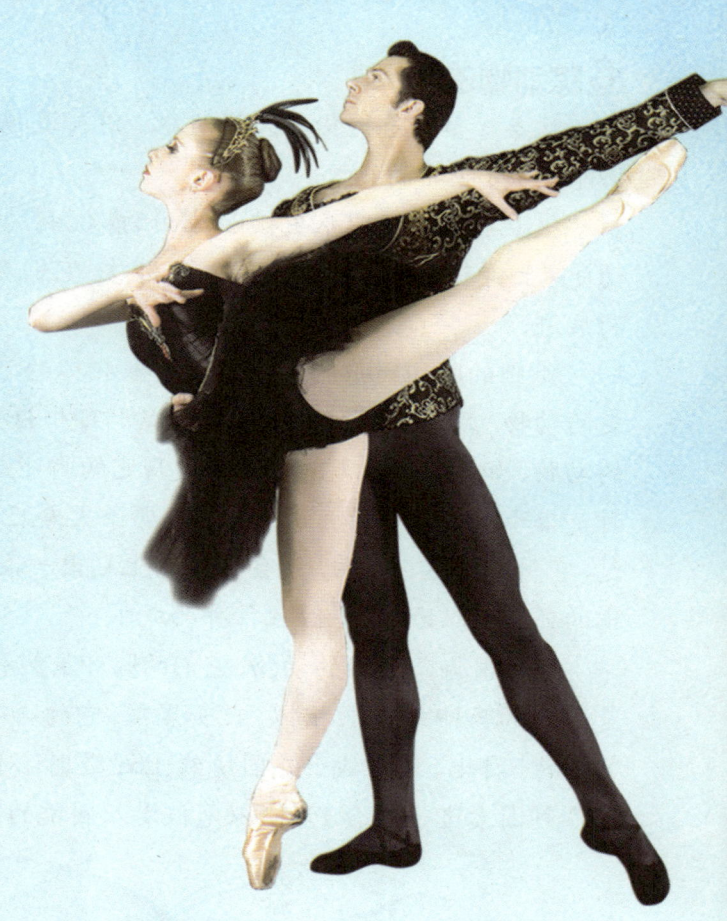

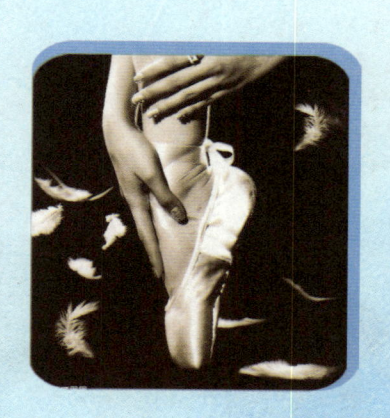

人类是唯一有足弓的脊椎动物

当人类进化到直立行走，使手和脚有了明确的分工以后，为了能在地面上更稳健地行走，在不断进化的过程中脚部形成了足弓。足弓是脚底内侧向上拱起的部位，呈弓状。配合肌肉的收缩力量和韧带的功能，足弓起到平衡身体的作用，同时还可以增加脚底弹性，以减少身体震动。

探秘世界系列
Discover the World

追踪动物的脚印

秋冬季节正是狩猎的大好时机。猎人追捕猎物时，要知道猎物在哪里，脚印就成了重要的线索。

狼在行走时是以爪尖接触地面的。锐利的爪子接触地面，就好比短跑运动员穿上钉鞋一样，很适合奔跑和进攻。它们走过的地方，总是留下爪尖触地的痕迹。

狐狸的脚印同狼脚印乍一看是很相似的，它也是把爪尖露在爪鞘外面行走的动物，只不过狐狸的脚印比狼的脚印小得多。众所周知，狐狸是一种狡猾的动物，如果你仔细观察，就会发现它的脚印是经过伪装的。原来，它在行走时是四只脚顺着一条直线落地，而那条大尾巴随着就把脚印拖扫了一遍。不过，它用尾巴这么一扫，就会在地面上划出一条像用长毛刷子刷过的沟痕。狡猾的狐狸自以为得计，但往往弄巧成拙。

至于用脚掌走路的动物，它们的脚印虽然和其他动物有着明显的区别，但是和人的脚印却又很相似。比如黑熊，它的脚印就很像身高体壮的人走路时留下的。因此，边防战士在国境线上巡逻时，对这种脚印总是格外注意，要根据各种因素进行综合判断，以免被潜入国境的敌人所迷惑。

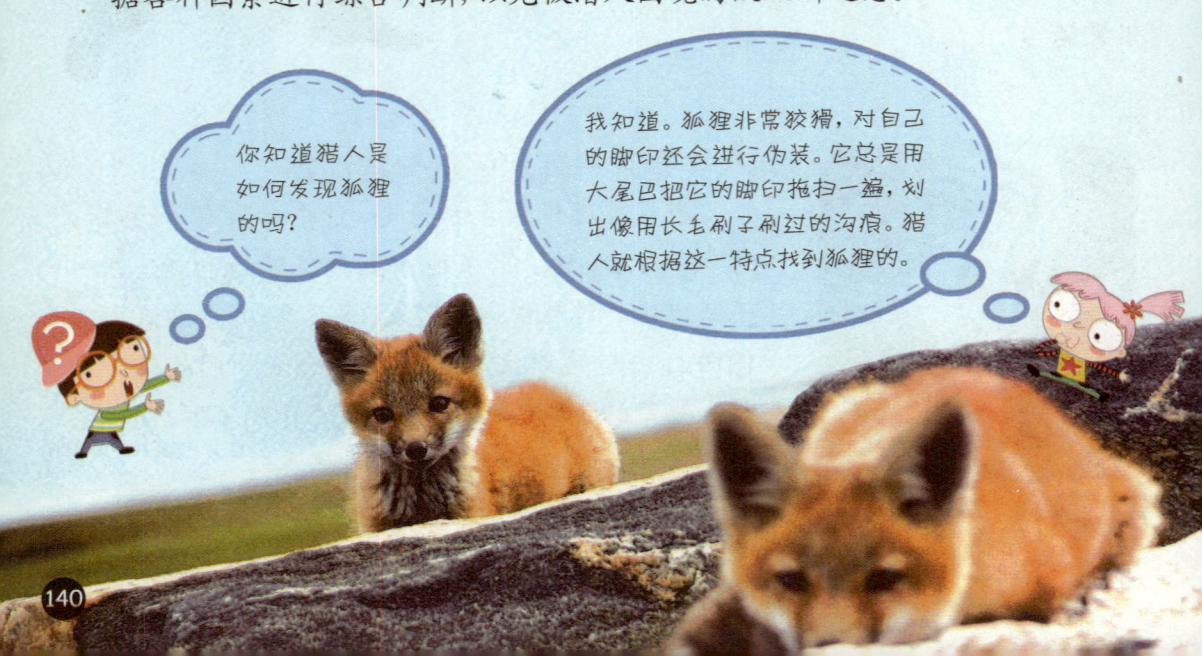

你知道猎人是如何发现狐狸的吗？

我知道。狐狸非常狡猾，对自己的脚印还会进行伪装。它总是用大尾巴把它的脚印拖扫一遍，划出像用长毛刷子刷过的沟痕。猎人就根据这一特点找到狐狸的。

郑人买履

从前,有个郑国人打算到集市上买一双鞋。于是,他先量好自己脚的尺寸,画了一个尺码的底样。可是,临走的时候,粗心大意的他却把尺码忘在了家中。

等他赶到集市挑选好了鞋子,他才想起忘带了鞋子尺码。于是,他只好对卖鞋的人说:"呀,我把鞋的尺寸忘在家里了,等我回去拿了尺码再来买!"说完,他就急急忙忙地往家里跑。等他回到集市的时候,天色已晚,集市早散了。他白白跑了两趟,最终没有买到鞋。

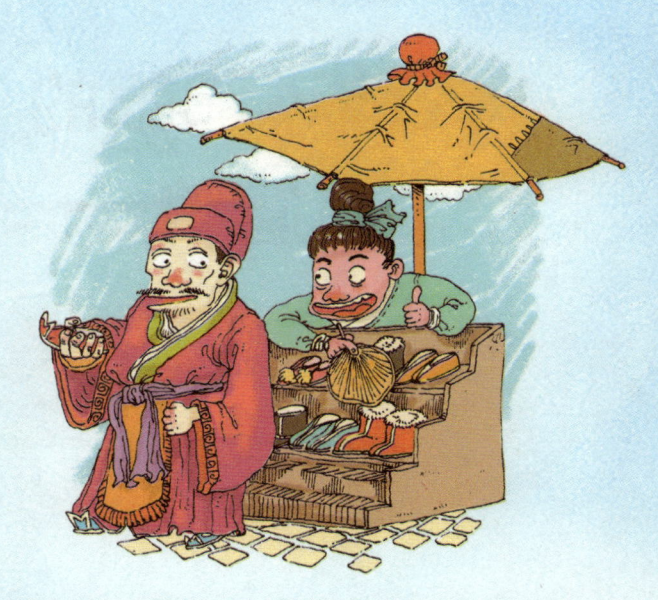

有人觉得很奇怪,问他:"你为何不用自己的脚去试试鞋呢?"这个买鞋的郑国人却说:"我相信我量好的尺码很准确,至于脚,可就不一定可靠了。"

这既是一个成语,也是一则寓言。它告诉我们,遇事要从实际出发,学会灵活变通,不要死守教条。

关于鞋子的历史

鞋子拥有相当久远的历史。在古代,人们把鞋子称为"履"。大约在5000多年前的仰韶文化时期,已出现了兽皮缝制的最原始的鞋。《诗经》中的"纠纠葛屦,以履霜"里的"屦",就是一种比较简陋的用麻、葛编成的鞋。

传说,高跟鞋源于法兰西国王路易十四时期。当时,路易十四苦于自己身材矮小,不能在臣民面前充分显示他高贵的气度,于是吩咐手下人为他定制了一双高跟鞋。此后,法国贵族们纷纷仿效,高跟鞋很快传遍全国乃至欧洲。

人体不起眼的小盾牌——指甲

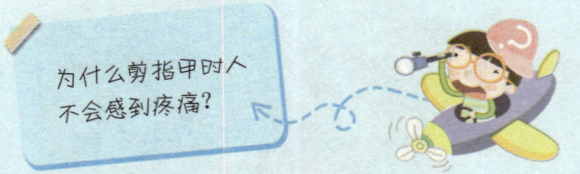

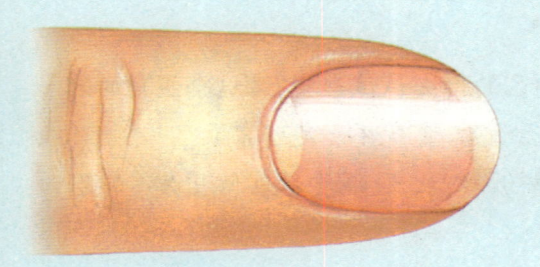

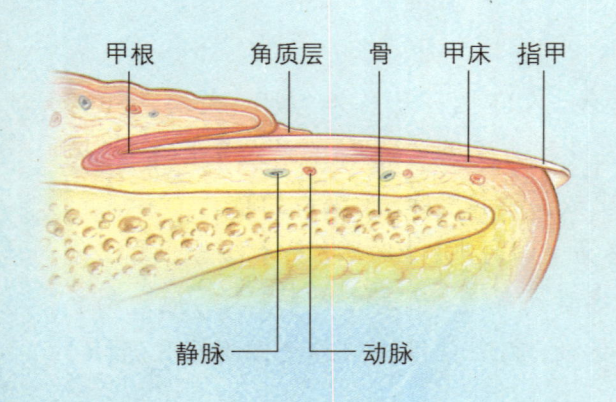

为什么剪指甲时人不会感到疼痛？

人的指甲就像贴在指尖的小盔甲，用来保护手指尖免受伤害。世界上只有人和猿猴的手指上长有指甲。这些小小的盔甲其实是由皮肤上的一些死亡细胞所构成的角质蛋白。虽然指甲上没有血肉，没有神经，不会感到寒冷和疼痛，但是仍需要人们小心地呵护。

甲根　角质层　骨　甲床　指甲

静脉　动脉

指甲为什么会不断生长

每根手指的指尖处都有一个叫做甲根的地方，就像树的根。指甲由一种硬角质蛋白组成，这种蛋白是从表皮细胞演变而来。随着层层角质蛋白不断地进行新陈代谢，指甲也会不断地生长。

指甲的生长速度

俗话说："人闲长头发，心闲长指甲。"其实，指甲的生长速度不仅因人而异，而且还受年龄、气候、昼夜循环、营养、性别等因素影响。婴儿的指甲每周约生长0.7毫米，随着年龄的增长，其生长速度随之加快，长大后，指甲每周平均可生长1～1.4毫米，但多数人在30岁以后，指甲的生长速度开始减慢。夏天指甲长得快，冬天长得慢；上午指甲长得快，晚上则长得慢。此外，经常摩擦指甲，也会使指甲的生长速度加快。所以，习惯用右手的人，右手的指甲比左手的长得快。每个指甲的生长速度并不完全相同，通常是手指越长，指甲长得也越快。即使同一个人，每根手指指甲的生长速度也是不一样的。通常，中指的指甲长得最快，小拇指的指甲长得最慢。

手指甲和脚趾甲

一般来说，人们剪手指甲的频率要比剪脚趾甲的高。由此可见，手指甲长得比脚趾甲快。据测定，手指甲平均每天长0.1毫米，而脚趾甲每天长0.05毫米。

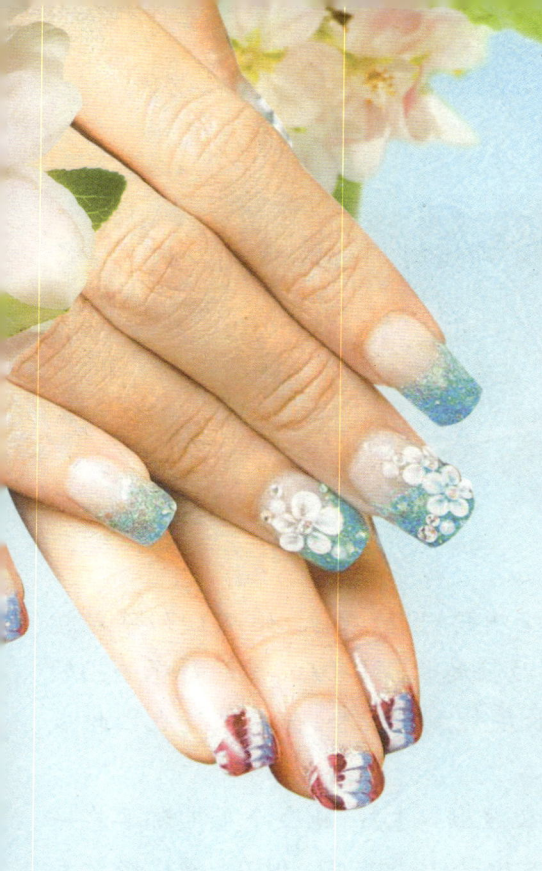

造福人类的小发明

人们的指甲需要经常修剪，而修剪指甲的工具可不是牙齿，而是指甲钳。小小的指甲钳看似简单，却是一项造福人类的伟大发明。它是20世纪30年代美国人沃斯·福柯世基尔发明的。沃斯原先在骑兵团钉马掌，后来改行开洗脚房从事修脚工作。他在工作中结合自己钉马掌的经验琢磨出了指甲钳，并申请了国际发明专利。

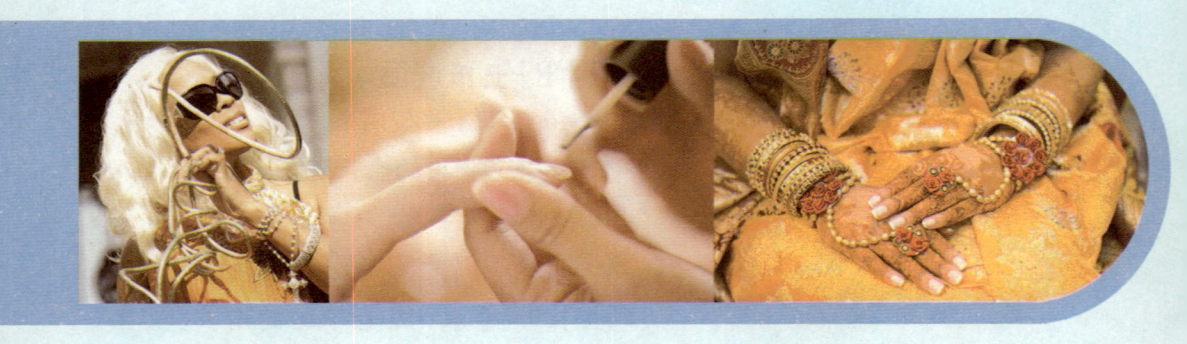

世界上最长的指甲

美国犹他州盐湖城有一位老妇人,名叫莉·里德蒙德。她从1979年起就拒绝剪掉自己漂亮的指甲,所以她的指甲越长越长。30年后,她的每根手指的指甲长度都超过84厘米。两手的指甲总长度达到8.53米,里德蒙德也因此成为吉尼斯世界纪录中拥有最长手指甲的人。

里德蒙德的长指甲需要花大量时间来照顾。过去,她每个星期都要在一个大圆锅内放入温暖的橄榄油,然后浸入指甲,滋润它们。现在,她已经放弃了,因为她的指甲实在太长,大圆锅里已经放不下了。但里德蒙德还会用牙刷和牙膏对指甲进行清洁,她一天只能清洁和磨光两个长指甲。每修饰一次指甲,里德蒙德就要用掉5瓶指甲油。

古代的指甲油

很早以前,古印度人就有了手绘纹花,也就是现在流行的人体彩绘。其图案华丽复杂,常见于婚礼上。而且,当时的人们一直采用红褐色给指甲染色。

在古埃及,指甲的颜色是地位的象征。红色是皇家最高阶层的标志,而平民被限制,只能用浅色。指甲染色技师会用指甲花、赭(zhě)石和鲜血来让颜色更加持久。

在中国古代,皇室的女子会用凤仙花、明矾、蛋白、明胶以及蜂蜡等物质制成漆,把指甲涂成红色或黑色。

动物没有指甲钳,怎么修指甲呢?

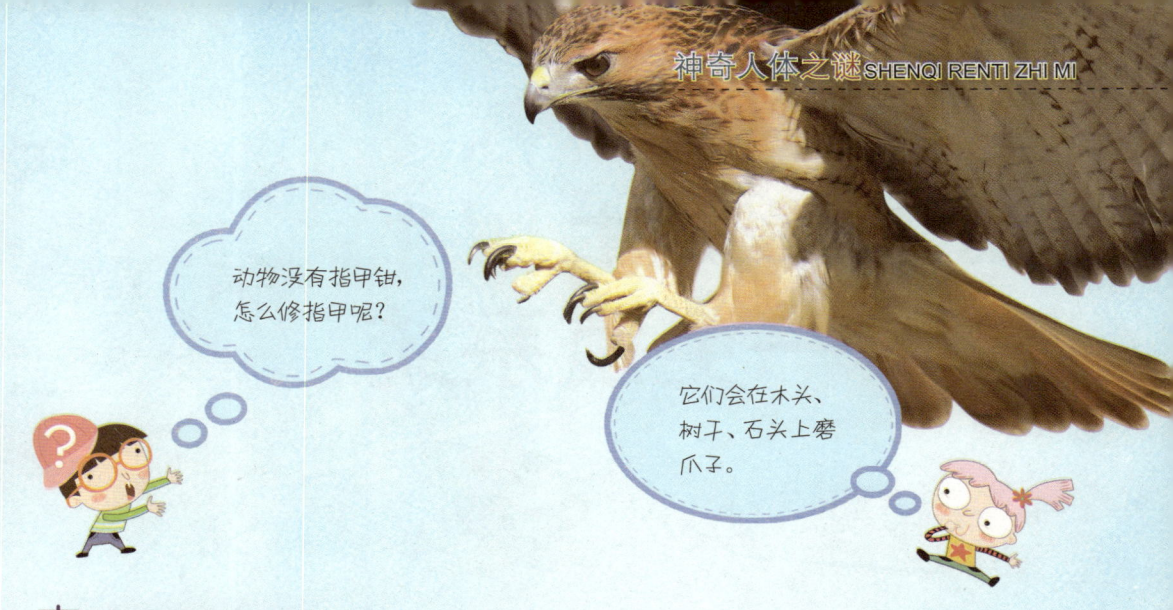

它们会在木头、树干、石头上磨爪子。

古代尊贵的指甲套

中国清朝时期的皇宫贵妇们更是用镶珠嵌玉的华丽金属或景泰蓝指甲套,以保护她们精心养护的指甲。慈禧太后便是中国历史上最具代表性的美甲人物。她将装饰性的金银或景泰蓝假指甲套于小指、无名指上,以增加其指甲的长度。那装饰性的金属或景泰蓝假指甲上雕刻的图案非龙即凤,显示当时慈禧太后的尊贵地位。

第一瓶真正的指甲油

1920年,受到汽车喷漆的启发,美国露华浓化妆品公司发明了现代意义上的第一瓶指甲油,从而开创了人类美甲的新纪元。

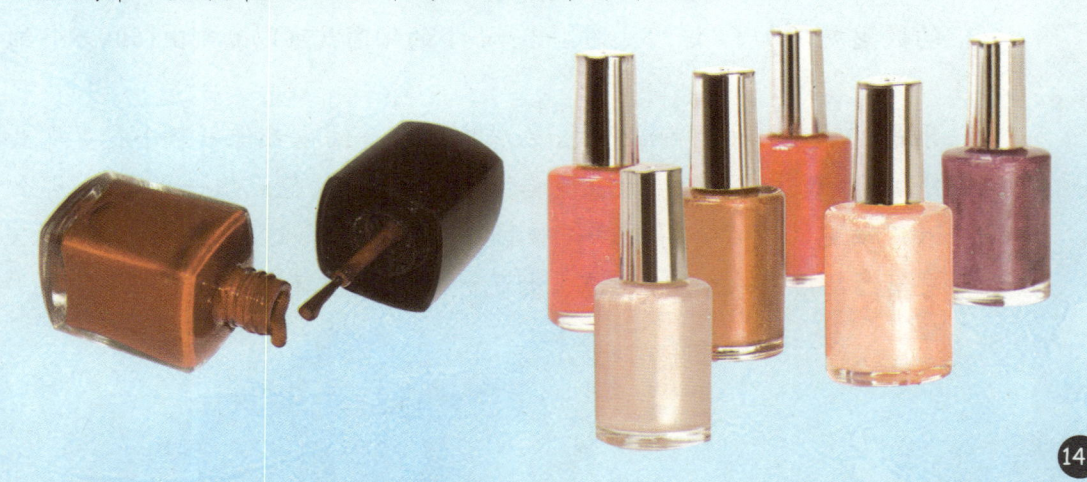

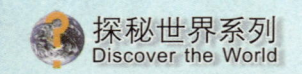

身体中的战士
——免疫系统

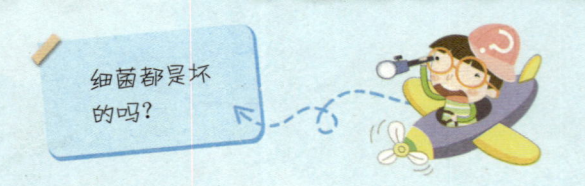

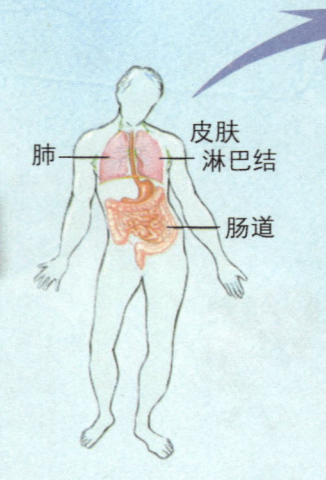

肺 — 皮肤
— 淋巴结
— 肠道

细菌都是坏的吗？

人体内的"战争"随时都在发生。在这些"战争"中，"敌人"主要是入侵身体的病菌。人体的免疫系统拥有三道防线，第一道防线就像一座城池外部坚固的城墙，第二、三道防线就像一支强大的军队。这支军队中有冲锋在前的猛将，有敏锐的情报员，也有奋勇杀敌的勇士。它们共同守护着人体，阻止外来病原体的入侵。

潜伏在身体里的小怪物

可恶的细菌　人体内潜伏着上千种细菌，它们有的看起来像个球，有的像香肠，有的像章鱼。每隔20分钟，细菌就可以增加一倍的数量；1小时内，它们的数量就增加了8倍；8小时，一个小小的细菌就可以复制出1600万个细菌了。

邪恶的病毒　对于病毒来说，人体内的每个细胞都像一颗小行星那么大。因为哪怕细菌都比病毒大上千倍。如果把一个细胞比作一个月球，那么一个入侵细胞的病毒小得就像一艘登月飞船。但是，这个小小的恶魔可以把一些有害物质注入细胞，制造出上百个病毒，并且不断寻找下一个目标。

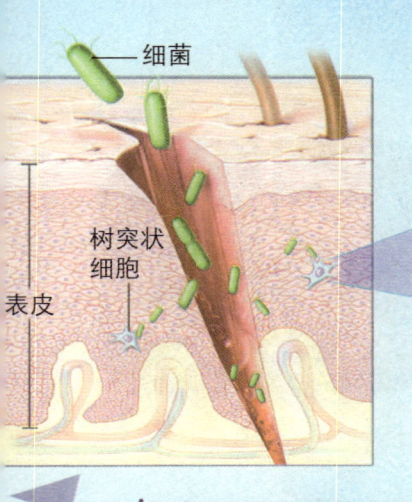

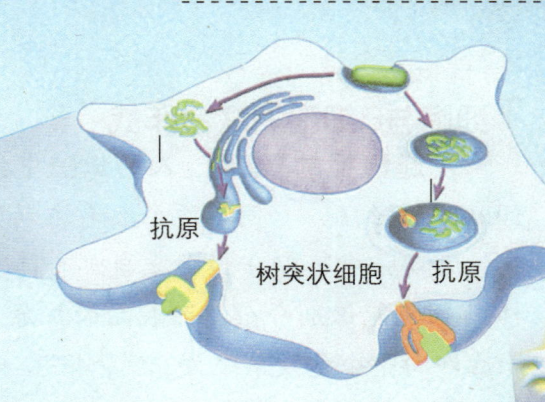

人体抵御病原菌入侵的三道防线

第一道防线 第一道免疫防线是一道物理屏障，大到细菌无法进入的皮肤，小到覆盖消化道、呼吸道等面积达到400平方米的黏膜。它们阻隔了大量的细菌、病毒以及寄生虫等病原体。

第二道防线 我们被小刀割伤时，伤口会红肿，这就是免疫系统的第二道防线所发生的炎症反应。人体免疫系统第二道防线中有一员猛将，它叫巨噬细胞。巨噬细胞是一种能吞噬和破坏细菌的白细胞。当病菌、病毒等致病微生物进入人体后，免疫系统中的巨噬细胞会奋勇当先地发起进攻，将病菌吞噬到"肚子"里。

第三道防线 当第一、二道防线都没能抵挡住病菌的袭击时，人类还有第三道防线——免疫反应的开启。免疫系统的细胞能分辨各种不同的病原菌，并对特定的病菌做出攻击反应，完成这项工作的白细胞叫做淋巴细胞。人体内主要有两种淋巴细胞：T淋巴细胞和B淋巴细胞，简称T细胞和B细胞。

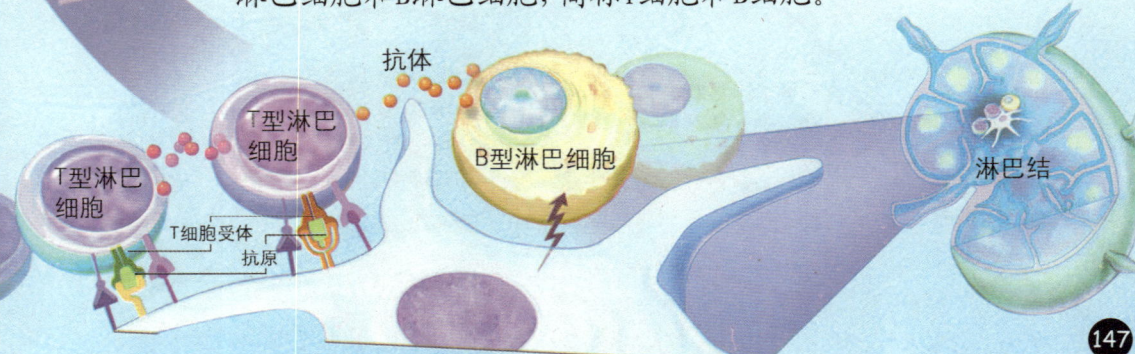

T细胞与B细胞的联合作战

发起警报的T细胞 人的血液中共有1000万个T细胞。如同奥运会上看运动员所穿的运动服就可以分辨他来自哪个国家一样，T细胞能识别每个病菌表面的抗原。从而立即向整个免疫系统发出"警报"，报告有"敌人"入侵的消息。

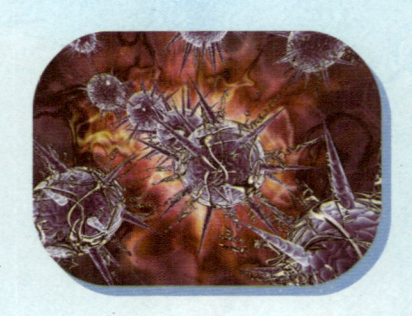

快速增援的B细胞 B细胞接收到T细胞发出的"警报"，会立刻集结队伍采取行动。它们会针对病菌中的抗原产生相应的抗体"导弹"。一个B细胞大约每秒产生2000个抗体分子，这些抗体吸附在病菌的抗原上，与病菌聚成一团。这时巨大的病菌就会被巨噬细胞摧毁。如果你没有牺牲太多的白细胞就杀死了所有的病菌，那就证明你胜利了。

自动形成的"防火墙"

在免疫反应过程中，T细胞和B细胞能帮助摧毁引起疾病的病菌。当人们恢复健康后，一些T细胞和B细胞仍然保存着病菌抗原的"记忆"，就像人体内安装了一个自动运行的"杀毒软件"，并在身体里形成了一个病菌信息库。当这种病菌再次进入身体，记忆细胞仍然能认出病菌的抗原。这时，它们会立刻发生免疫反应，使人不会再次生这种病。自动免疫通常会持续许多年，有些甚至是终身的。

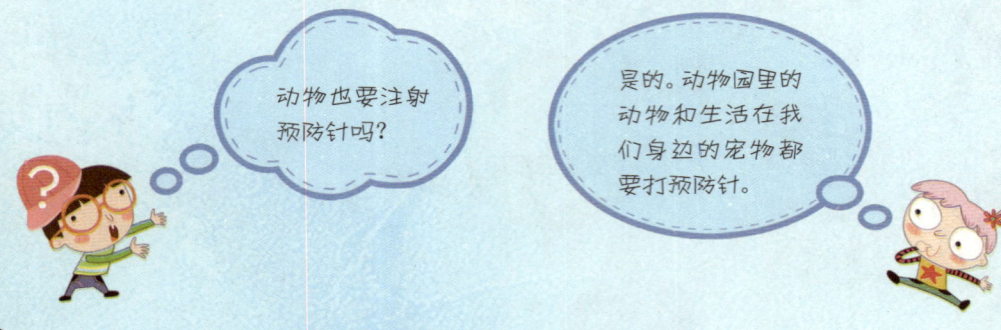

动物也要注射预防针吗？

是的。动物园里的动物和生活在我们身边的宠物都要打预防针。

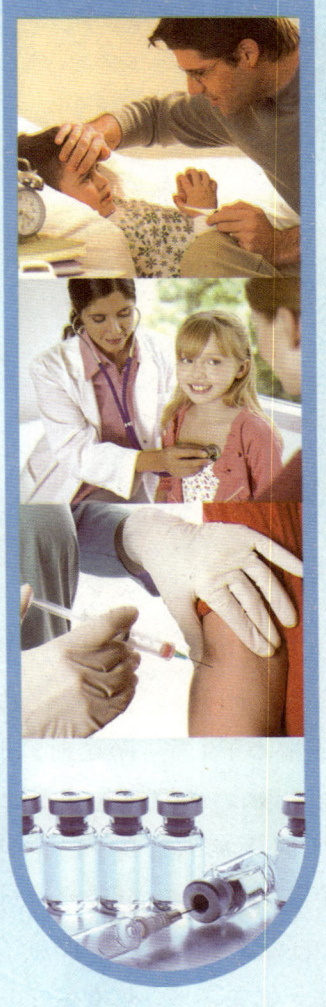

筑起人体防御的长城——预防针

人体获得自动免疫的一种途径是生病，另一种途径则是接种抵御疾病的疫苗，也就是打预防针。接种疫苗是将无害的抗原注入人体产生自动免疫的一个过程。疫苗通常由被弱化或被杀死但仍能引起免疫反应的病菌组成。T细胞和B细胞仍然能识别并对弱化或死去的病菌抗原产生反应。当人们接种疫苗后，弱化的病菌不会使你生病，然而人们的免疫系统可以通过产生记忆细胞和自动免疫对疾病做出反应。

最早的天花疫苗

早在16世纪，中国的医者为了对抗天花病毒，让健康人接触被感染者的结痂粉末，让其产生抗体，以此来预防天花，这种方法叫作人痘接种法。

中国是最早发明人痘接种术的国家。1682年，清朝康熙皇帝曾下令在全国范围内推广这种种痘法。这种种痘法还引起了国外的注意。清朝康熙年间，俄罗斯曾派遣医者到中国来学习这种种痘法。这是最早派留学生来中国学习种人痘的国家。种痘法后经俄国又传至土耳其和北欧。到清朝乾隆年间，又传至日本及朝鲜。

18世纪，一名叫詹纳的英国医生发现从奶牛身上感染牛痘的挤奶女工们从不会感染天花。詹纳受中国人痘接种法的启示，将牛痘水泡里的液体注入病人体内，以此来预防天花病毒，试种结果很成功。从此，牛痘接种法被广泛应用，到20世纪80年代，天花病毒正式从世界上消失了。

我是从哪里来的

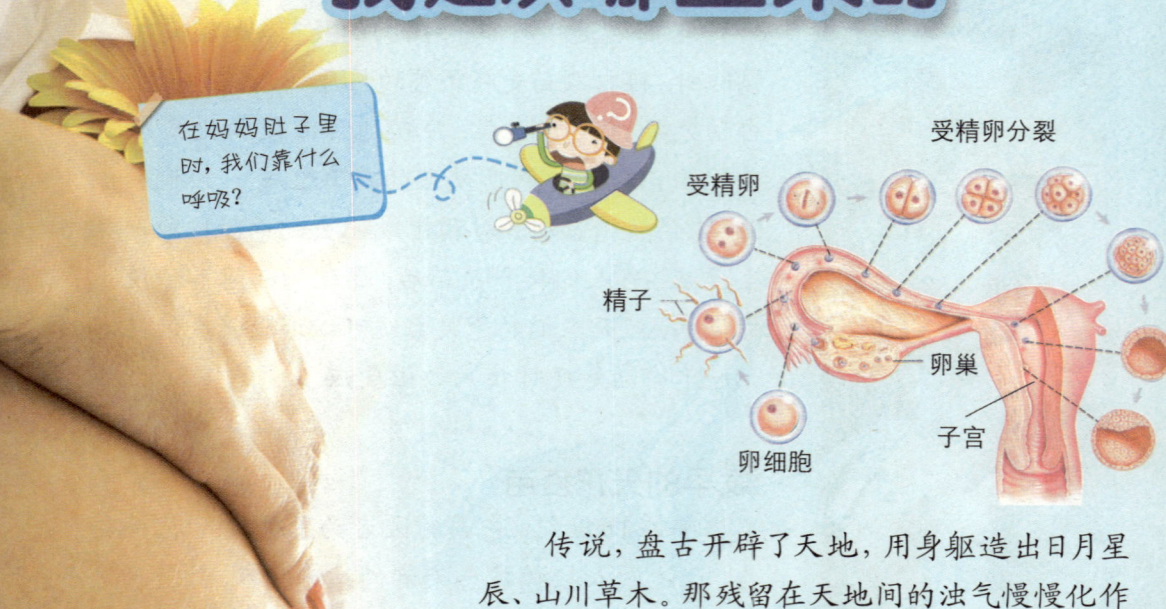

在妈妈肚子里时，我们靠什么呼吸？

受精卵分裂

受精卵

精子

卵细胞

卵巢

子宫

　　传说，盘古开辟了天地，用身躯造出日月星辰、山川草木。那残留在天地间的浊气慢慢化作虫鱼鸟兽，为死寂的世界增添了生气。而这时，有一位神通广大的女神，叫女娲。她望着起伏的山川、茂密的山岭以及天地间飞翔的百鸟、狂奔的群兽，却感到很寂寞。于是她用泥巴和着水，对着自己在水中的影子，捏啊捏，捏着捏着，捏成了一个小小的东西，模样与女娲差不多，也有五官七窍，双手两脚。捏好后女娲把他们往地上一放，居然活了起来。女娲一见，满心欢喜，接着又捏了许多。她把这些小东西叫做"人"。

　　这是一个神话故事，我们的创造者不是上古的女神，也不是西方的上帝，而是我们彼此相爱的父母。

神奇人体之谜 SHENQI RENTI ZHI MI

子宫
脐带
羊膜
子宫颈

生命从这里开始

人的生命是由一个细胞开始的，而这个细胞是由妈妈的卵细胞和爸爸的精子结合而成的受精卵。受精卵在妈妈的输卵管内分裂，并慢慢地移动到妈妈的子宫里，长成胎儿。母亲怀孕4周时胎儿就有了心跳、脊椎和神经系统。到40周左右，胎儿就可以出来与大家见面了。

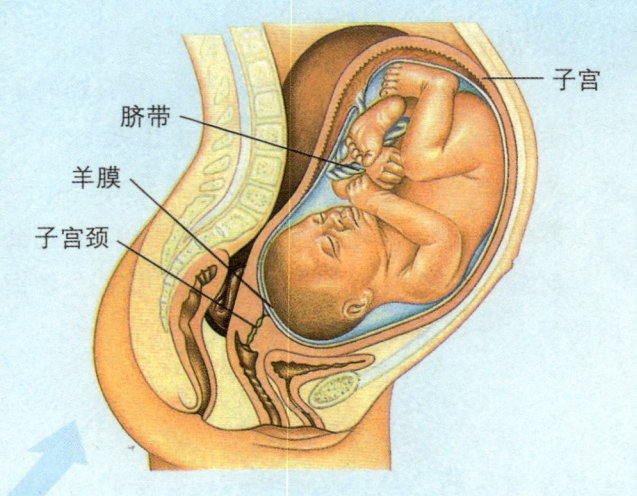

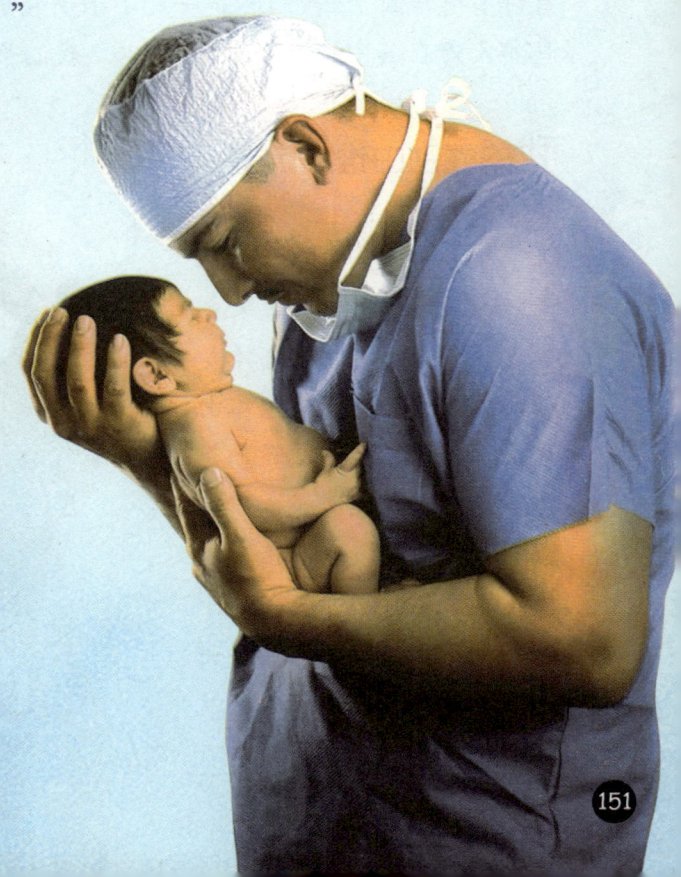

"我在妈妈的肚子里吃什么？"

妈妈的子宫里具有一个圆饼似的组织，叫作胎盘，那里是胎儿的家。胎盘像个温暖的袋子，里面有胎儿需要的液体养分。这些养分是妈妈通过一根叫脐带的管子运送进来的。胎儿在妈妈的肚子里时，呼吸和吃饭都是通过脐带来完成的。脐带的一端与母体的胎盘相连，另一端则与胎儿的肚子相连。胎儿出生后，这根输送养分的带子便"下岗"了，会被医生剪断。于是，人们的肚子上就永远留下了这个痕迹——肚脐眼。

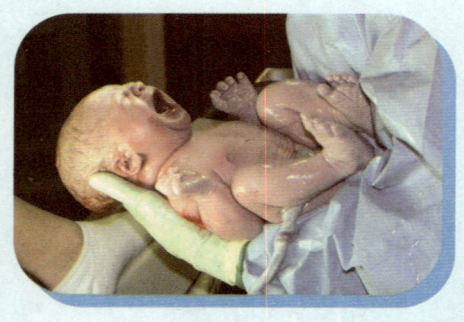

婴儿出生时为何要哇哇大哭

当我们还是胎儿的时候,在妈妈的肚子里并不是靠肺呼吸的,而出生后就必须开始独立用肺呼吸。当胎儿离开母体时,第一次的呼吸是很紧张的,第一口空气会刺激婴儿稚嫩的声带。这时,婴儿就会发出"哇哇"大哭的声音,其实那是因为婴儿开始大口大口地呼吸空气了。

我长得像谁

我们长得像妈妈或爸爸,这都是遗传的缘故。人体中承载遗传的物质叫做染色体。人体的细胞中含有22对常染色体和1对性染色体,每对染色体上都有许多遗传因子。我们还是一颗小小受精卵的时候,爸爸与妈妈的所有遗传信息都附着在其中的染色体上。所以,我们长得既像妈妈,又像爸爸。

我的性别由谁决定

人们的性别不是上天决定的,而是由1对性染色体决定的。妈妈的性染色体是XX,爸爸的性染色体是XY。所以妈妈的性染色体由两条X染色体组成,而爸爸的性染色体由X染色体和Y染色体组成。卵子受精后,既可能产生女孩,也可能产生男孩。所以,人们的性别是由父亲决定的。

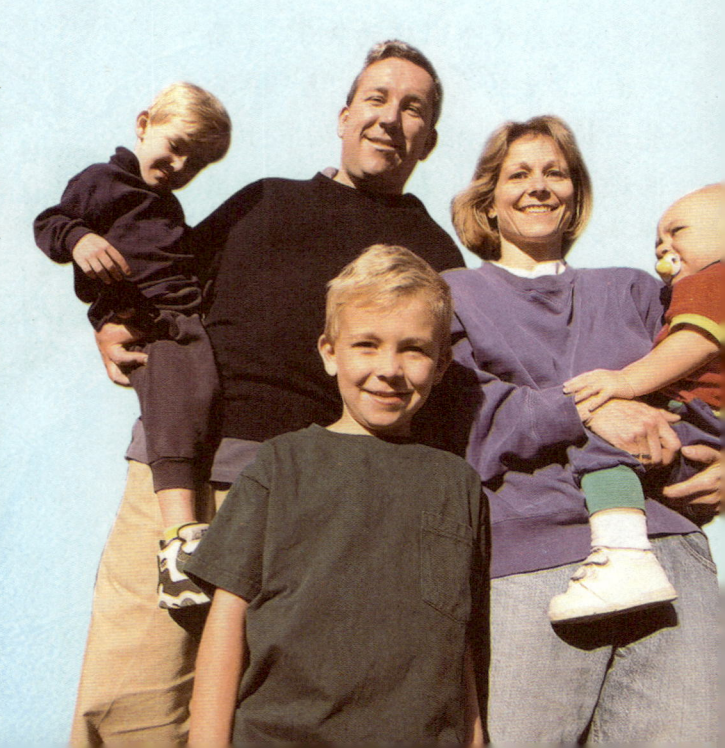

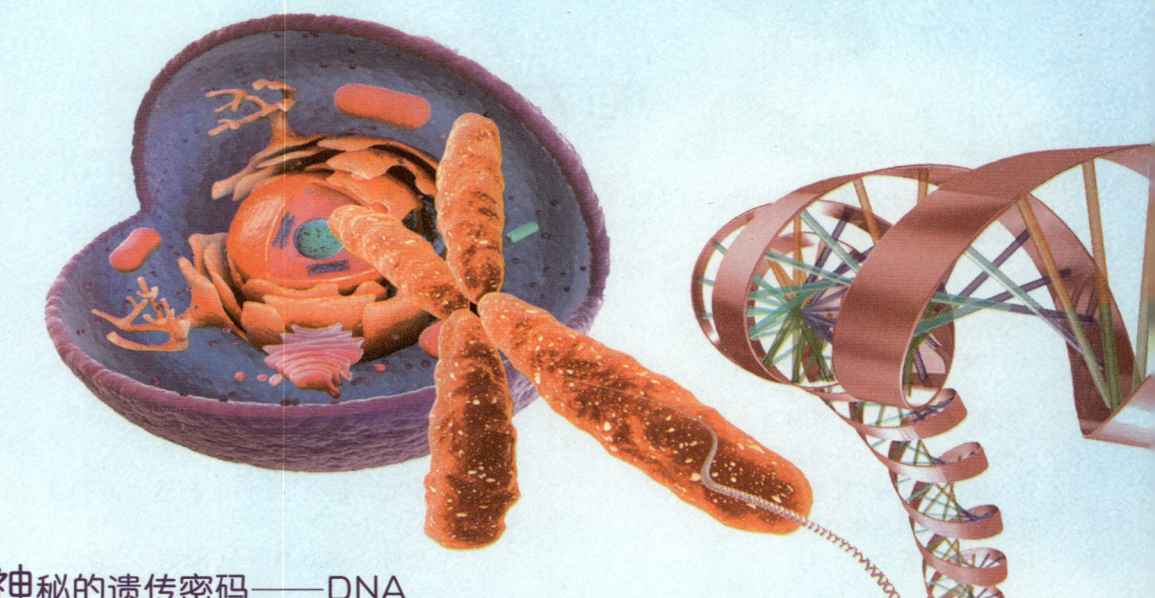

神秘的遗传密码——DNA

DNA，全名脱氧核糖核酸。这是一种具有遗传指令的分子。DNA分子类似于"计算机磁盘"，拥有信息的保存、复制、改写等功能。如果将螺旋状的DNA的分子拉直，其长度将超过人的身高；如果把它折叠起来，可以缩小为直径只有几微米的小球。DNA像一块内存强大的芯片，储存、复制人体内与生俱来的神秘信息，这些信息是由我们的祖先遗传下来的。这些带有遗传信息的DNA片段被称为基因。

人的外貌、身高取决于基因，而且有些疾病也取决于基因。比如，如果母亲是色盲患者，那么她的儿子必定是色盲患者。这就是伴性遗传造成的。

怀孕时间最长的哺乳动物是什么？

大象的怀孕时间是所有哺乳动物中最长的，需要18~20个月。

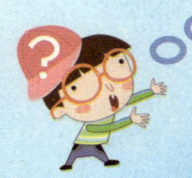

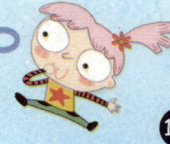

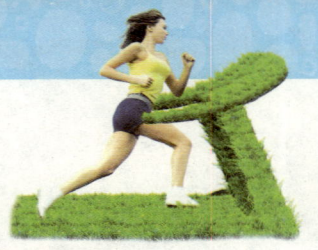

脑力大激荡

1. 负责身体平衡和调节肌肉紧张以及协调运动工作的是　　　　　　　　　　(　)
   A.大脑　　B.小脑　　C.脑干　　D.脊椎

2. 大脑发出的神经有　　　　　　(　)
   A.12对　B.15对　C.31对　D.25对

3. "春眠不觉晓"的原因是　　　　(　)
   A.气温回暖，人的毛细血管逐渐扩张
   B.人体代谢增强，耗氧量也随之增大
   C.脑部的供氧量相对减少
   D.以上各项皆是

4. 奥地利著名的心理学家弗洛伊德撰写的关于梦的心理学著作是　　　　(　)
   A.《周公解梦》　　B.《梦溪笔谈》
   C.《梦的解析》　　D.《追梦》

5. 阿德利企鹅打哈欠表示　　　　(　)
   A.疲惫　B.求爱　C.困惑　D.侵略

6. 新生儿的骨头有　　　　　　　(　)
   A.218块　B.206块　C.275块　D.220块

7. 椎骨与椎骨之间的物体是　　　(　)
   A.椎间盘　B.骨髓　C.骶骨　D.髓核

8. 心肌属于　　　　　　　　　　(　)
   A.平滑肌　　　　　B.横纹肌
   C.随意肌　　　　　D.非随意肌

9. 皮肤的第一道天然屏障表皮的第一层是　　　　　　　　　　　　　　(　)
   A.角质层　B.颗粒层　C.棘层　D.基底层

10. 下列植物中，汗毛具有"自我防卫"功能的是　　　　　　　　　　　　(　)
    A.蝎子草　B.含羞草　C.蓖麻　D.仙人掌

11. 最早使用假发的国家是　　　　(　)
    A.古埃及　B.古罗马　C.英国　D.中国

12. 世界上第一台心脏起搏器的发明者是(　)
    A.美国胸科医生杰克
    B.美国胸科医生海曼
    C.瑞典胸科医生埃克森宁
    D.法国胸科医生卡雷尔

13. 人体发育完全后，负责制造血液的器官是
    　　　　　　　　　　　　　　(　)
    A.肝脏　B.胰腺　C.骨髓　D.脾脏

14. 如果爸爸的血型是A型，妈妈的血型是AB型，孩子不可能有的血型是　　(　)
    A.A型　B.B型　C.AB型　D.O型

15. 一个成人每分钟呼吸约　　　　(　)
    A.8~10次　B.12~14次　C.6~18次　D.20~22次

16. 人眼视网膜上的感光细胞——椎细胞具有的感光色素是　　　　　　　　(　)
    A.红、黄、蓝　　　B.红、蓝、橙
    C.红、绿、蓝　　　D.黄、绿、蓝

17. 眼泪的主要成分是　　　　　　(　)
    A.钾　B.白蛋白　C.水　D.钠

18. 眼屎的主产地是　　　　　　　(　)
    A.角膜　B.瞳孔　C.眼睑　D.睑板腺

19. 我们之所以能发出声音的原因是(　)
    A.气流的作用　　　B.声带的振动
    C.胸腔的共鸣　　　D.肌肉的收缩

20. 耳朵能够感知的声波频率是　　(　)
    A.20000赫兹　　　　B.低于20赫兹
    C.20~20000赫兹　　D.高于20000赫兹

21. 鼻子一天能分泌的黏液约为 （　）
   A.1000mL　　　　B.10000mL
   C.100mL　　　　D.10mL

22. 舌头可以分辨甜味的区域位于 （　）
   A.舌两侧　B.舌尖　C.舌后侧　D.舌中

23. 世界上第一支牙膏诞生在 （　）
   A.古罗马　　　　B.古希腊
   C.古埃及　　　　D.中国

24. 青蛙的唾液的作用是 （　）
   A.与毒蛇作战　　B.筑窝
   C.粘住飞虫　　　D.将虫子毒晕

25. 小肠的主要功能是 （　）
   A.处理食物垃圾　B.排泄粪便
   C.吸收食物中的养分　D.研磨食物

26. 胃液的作用是 （　）
   A.保护胃黏膜
   B.杀菌
   C.将食物中的蛋白质分解成氨基酸
   D.以上各项皆是

27. 肝脏的重量占人体体重的 （　）
   A.8%　　B.4%　　C.6%　　D.2%

28. 胆的功能是 （　）
   A.帮助消化、吸收脂肪
   B.消化、吸收脂肪
   C.消化、吸收蛋白质
   D.帮助消化、吸收蛋白质

29. 1965年,世界上首个完成合成结晶牛胰岛素实验的国家是 （　）
   A.中国　B.美国　C.日本　D.英国

30. 肠道中最多的细菌是 （　）
   A.大肠杆菌　　　B.肉毒杆菌
   C.乳酸杆菌　　　D.双枝杆菌

31. 屁的主要成分是 （　）
   A.氨气、粪臭素、氧气
   B.蒸汽、甲烷
   C.水、氧气、氢气
   D.氮气、氢气、二氧化碳、甲烷和氧气

32. "龙涎香"其实是 （　）
   A.一种香草
   B.动物的口水
   C.抹香鲸的排泄物
   D.稀有的药材

33. 人体内产生尿液的器官是 （　）
   A.肾脏　B.膀胱　C.胰腺　D.大肠

34. "首屈一指"中的"指"代表 （　）
   A.大拇指　　　　B.食指
   C.中指　　　　　D.无名指

35. 行走时,扫动尾巴来掩盖自己脚印的动物是 （　）
   A.狼　B.狗　C.狐狸　D.猫

36. 五根手指中,指甲长得最快的是 （　）
   A.食指　　　　　B.中指
   C.无名指　　　　D.小拇指

37. 发明人痘接种术的国家是 （　）
   A.美国　B.英国　C.日本　D.中国

38. 胎儿在妈妈的肚子里时,其呼吸依靠 （　）
   A.脐带　B.肺　C.子宫　D.血液

答案：1.B 2.A 3.D 4.C 5.B 6.C 7.A 8.D 9.A 10.B 11.A 12.B 13.C 14.B 15.C 16.C 17.C 18.D 19.B 20.C 21.A 22.B 23.C 24.C 25.C 26.D 27.D 28.A 29.A 30.A 31.D 32.C 33.A 34.A 35.C 36.B 37.D 38.A

图书在版编目（CIP）数据

神奇人体之谜/李瑞宏主编.——杭州：浙江教育出版社，2017.4（2019.4重印）
（探秘世界系列）
ISBN 978-7-5536-5686-1

I.①神… II.①李… III.①人体—少儿读物 IV.①R32-49

中国版本图书馆CIP数据核字（2017）第063859号

探秘世界系列

神奇人体之谜
SHENQI RENTI ZHI MI

李瑞宏 主编　郭寄良 副主编
高 凡 陆 源 编著　米家文化 绘

出版发行	浙江教育出版社
	（杭州市天目山路40号 邮编：310013）
策划编辑	张 帆　　责任编辑　谢 园
文字编辑	朱毅萱　　美术编辑　曾国兴
封面设计	韩吟秋　　责任校对　雷 坚
责任印务	刘 建　　图文制作　米家文化
印　　刷	北京博海升彩色印刷有限公司
开　　本	787mm×1092mm 1/16
印　　张	10.25
字　　数	205000
版　　次	2017年4月第1版
印　　次	2019年4月第2次印刷
标准书号	ISBN 978-7-5536-5686-1
定　　价	38.00元

著作版权所有，本图文非经同意不得转载。
本书中参考使用的部分图片，由于权源不详，无法与著作权人一一取得联系，未能及时支付稿酬，在此表示由衷的歉意。
请著作权人见到此声明后尽快与本社联系并领取稿酬。